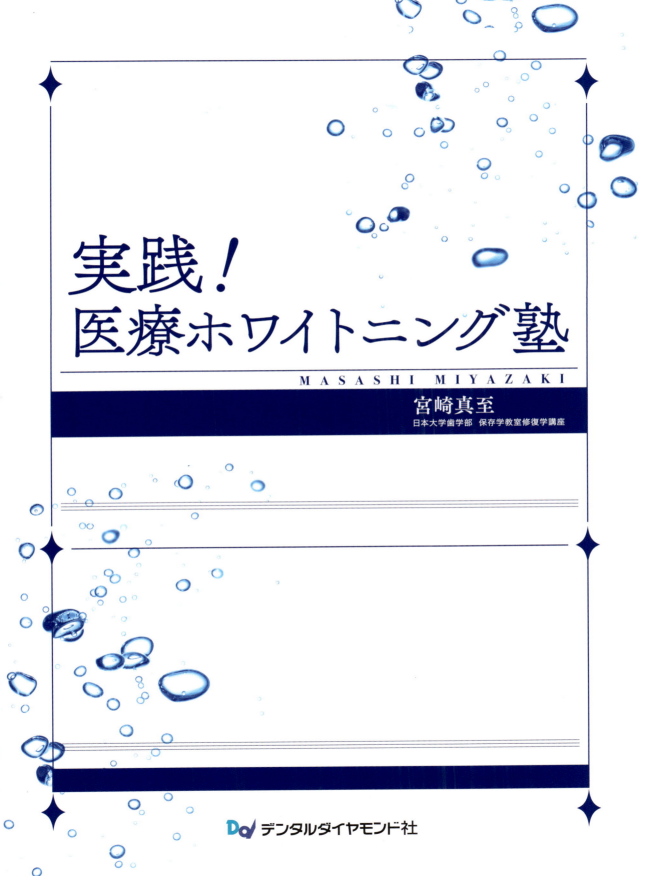

開塾にあたって

　白い歯を獲得する方法の一つであるホワイトニングという治療は、とくに若年層を中心として広く知られるようになった。また、ホワイトニングを手軽に行うことを目的として、歯科医院以外で行うことが可能なホワイトニング手法が紹介されるようになってきた。

　一方、歯科医院で行われる生活歯のホワイトニングは、国の認可を受けたホワイトニング材を用いて行われる医療行為である。その安全性と効果については、歯科医師の指導のもとに行われることから、十分に担保されているものである。すなわち、歯科医師が主導して行われる「医療ホワイトニング」は、高いホワイトニング効果を有するとともに、患者に益することが大きな歯科治療の一つとして捉えられている。

　この医療ホワイトニングであるが、患者への施術にあたっては、知識として必要な項目がいくつかある。また、ホワイトニング治療を効果的に進めるための臨床的なポイントあるいは留意点もいくつかある。さらに、患者とともに医療ホワイトニングを進めるにあたって、インフォームド・コンセントは極めて重要であり、その獲得のためのコンサルテーションも重要となる。医療とは、私たち医療人と患者との間における相互の深いかかわりによって成り立つものであるからである。

　本書においては、医療ホワイトニングの現状とともに、この処置を行うにあたって必要となる、基礎的な知識としてのホワイトニングのメカニズムについて解説することから記述を始めている。さらに、国内で入手可能なホワイトニング材の詳細をわかりやすくまとめるとともに、それぞれの臨床術式を詳述している。とくに、本書の特徴としては、どの項目から読み進めても、それぞれの知識がそこで完結するように構成されていることが挙げられる。

　本書は、ホワイトニングをこれから始めようという歯科医院をはじめとして、最新の知識へとアップデートすることを目指し、ホワイトニング治療をさらに進めようとする歯科医院においても満足する内容となっている。ぜひ、本書を医療ホワイトニングにおけるバイブルとして活用いただければ幸甚である。

2025年1月

宮崎真至

Contents

開塾にあたって…………… 3

Chapter 1　基礎知識のアップデート

1-1　生活歯のホワイトニングの現在…………… 8

1-2　ホワイトニングのメカニズム…………… 15

1-3　コンサルテーションの重要性…………… 22

Chapter 2　臨床における実践

2-1　ホワイトニングの種類と臨床での選択基準…………… 30

2-2　ホームホワイトニング製品の種類と特徴…………… 36

2-3　カスタムトレータイプの臨床手順…………… 42

2-4　ユニバーサルトレータイプの臨床手順…………… 48

2-5　オフィスホワイトニング製品の種類と特徴…………… 54

2-6　オパールエッセンスBOOSTの使用法と臨床評価…………… 60

2-7　ホーム・オフィス・デュアルホワイトニングの臨床評価…………… 66

2-8　不快事項の少ないホワイトニングの実際と今後の展望…………… 73

Whitening as medical treatment

Chapter 3　Q&A

Q1 ホワイトニングの適応年齢は？ ……… 82

Q2 ホワイトニング材の主成分である
過酸化水素の安全性は？ ……… 84

Q3 ホームホワイトニング材の適切な濃度は？ ……… 86

Q4 ホワイトニング材が歯質に及ぼす影響は？ ……… 88

Q5 ホワイトニング材が歯冠修復物に及ぼす影響は？ ……… 90

Q6 ホームホワイトニングを効果的に行うポイントは？ ……… 92

Q7 オフィスホワイトニングを効果的に行うポイントは？ ……… 94

Q8 オフィスホワイトニングにおける光線照射の効果は？ ……… 96

Q9 ホワイトニング効果が得られにくい症例とは？ ……… 98

Q10 フッ化物の応用はホワイトニング効果を減弱させる？ ……… 100

Q11 ホワイトニング中に飲食物の制限は必要か？ ……… 102

Q12 酸性飲食物との関連は？ ……… 104

Q13 知覚過敏を抑制する歯磨剤の使用は効果がある？ ……… 106

Q14 知覚過敏の予防への鎮痛剤の服用は？ ……… 108

Q15 ホワイトニング効果はどの程度持続する？ ……… 110

Q16 色の後戻りへの対応法は？ ……… 112

Q17 最新のホワイトニングシステムの動向は？ ……… 114

ブックデザイン│安倍晴美

Whitening as medical treatment

chapter 1
基礎知識のアップデート

1-1 生活歯のホワイトニングの現在

ホワイトニングのニーズ

　日本歯科医師会が、全国の15〜79歳の男女10,000人を対象として、2022年8月に「歯科医療に関する一般生活者意識調査」[1]を実施した。その結果、歯や口の悩みとして「歯の色が気になる」(30.6%) は、「ものが挟まる」(37.2%) に次いで2位に挙げられ、とくに10〜30代の若年層で高かった。このアンケート結果から、多くの国民が白い歯を望んでおり、ホワイトニングの潜在的ニーズが高いことが示されている（図1）。

　ホワイトニングの目的を"歯を白くする"こととして広く捉えると、その方法にはセルフケアとしてのブラッシングに始まり、歯の消しゴム、メラミンスポンジあるいはOTC製品の使用などが挙げられる。プロフェッショナルケアの観点からは、化学的手法で色調変化をもたらすホワイトニングとともに、歯面清掃、歯のマニキュア、マイクロアブレージョンあるいは歯冠修復なども含まれる。

　以上のように、歯をホワイトニングする手法が多数あるということは、それだけニーズがあることを示しているといえる。そのなかでも、歯科医師が医療として行うホワイトニングは、歯質を切削することなく、安全で費用対効果が高

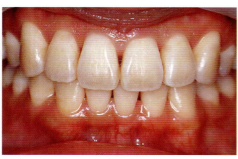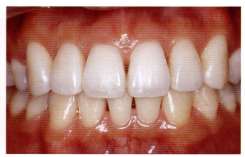

図❶　ホワイトニングに対する国民の期待には大きなものがあり、これに応えるべくホワイトニングシステムが開発、販売されている。とくに、生活歯のホワイトニングでは、自然感の高い効果が得られることが特徴とされ、そのために患者の満足度も高い

表❶　生活歯のホワイトニングの歴史（参考文献[2]より引用改変）

1877年	Chapple：シュウ酸を用いた歯の漂白に関する最初の報告
1884年	Harwan：漂白剤として過酸化水素を使用
1895年	Garretson：塩素を用いて失活歯を漂白
1916年	Walter Kaine：無水硫酸（18%塩酸）を使用してフッ素症の歯を漂白
1918年	Abbot：光源からの熱で促進される35%過酸化水素を使用
1961年	Spasser：過酸化水素と過ホウ酸ナトリウムを用いたウォーキングブリーチ
1970年	Cohen：35%過酸化水素を用いてテトラサイクリン歯の漂白を行う
1984年	Zaragoza：70%過酸化水素を加熱することで上下顎を同時に漂白
1989年	HaywoodとHeymann：過酸化尿素を使用したホームブリーチングを発表
1989年	Croll：表面的なエナメル質の変色に対するマイクロアブレージョンを発表
1997年	日本でオフィスホワイトニング材が初認可
2001年	日本でホームホワイトニング材が初認可

く、最も効果的な審美的処置のひとつである。このような特徴を有するところから、ホワイトニングの社会的な認知度も高まってきたものと考えられる。

ホワイトニングの歴史

　歯のホワイトニングの歴史は、1860年ごろまで遡ることができる（**表1**）[2]。当時はシュウ酸などが歯面に塗布されていたが、過酸化水素やこれを希釈したオキシドールなどの過酸化物が用いられるようになった。生活歯のホワイトニングは、1900年代にテトラサイクリン系抗菌薬服用による歯の変色や、フッ化物の過剰摂取による歯のフッ素症（斑状歯）に対応することを目的として臨床研究が進められた。

　その当時におけるホワイトニングの臨床技法は、高濃度の過酸化水素をガーゼなどに浸し、歯面に貼付していた。さらに、光線を用いて過熱することで活性化を図る試みも行われるようになった。失活歯に対しては、1848年まではさらし粉（次亜塩素酸カルシウム）を用いてホワイトニングが行われていたが、塩酸カルシウムと酢酸の溶液から塩素を生成するという方法が画期的であるとされていた。

　塩化アルミニウム、シュウ酸、過酸化水素、過酸化ナトリウム、次亜リン酸ナ

トリウム、亜硫酸あるいはシアン化カリウムなど、さまざまな漂白剤が失活歯のホワイトニングに使用された。これらの化学物質のほとんどは、酸化剤に分類されるものである。

過ホウ酸ナトリウムと水の混合物を歯髄室に封入したホワイトニングは、Spasser[3]によって1961年に報告された。このホワイトニング法は、ウォーキングブリーチ法としてNuttingとPoe[4]によって、30%の過酸化水素と過ホウ酸ナトリウムを組み合わせて歯髄腔に封入する方法として改良された。

ホームホワイトニングは、1989年にHaywoodとHeymann[5]がカスタムトレーと10%過酸化尿素を用いたnightguard vital bleachingを発表したことに始まる。ある矯正医が患者の口腔内の傷を治すために、過酸化水素配合の洗口剤を用いたところ、傷の治癒に加えて歯が白くなったことを着想としている。

偶然の産物といえるのかもしれないが、このようにしてホームホワイトニングの歴史が始まった。今日では逆に、ホワイトニングの副次的効果として、う蝕あるいは歯周病などの予防効果があることに着目する傾向も認められる。

オフィスホワイトニングに関しては、加熱する方法から光線照射を行う方法が用いられるようになり、パワーブリーチングと呼ばれた。光源としては、ハロゲン照射器、アルゴンイオンレーザーなどが用いられ、さらにキセノンランプ、LED照射器あるいはダイオードレーザーなども用いられてきた。

わが国においては、米国で1991年に発売されたオフィスホワイトニング材であるShofu Hi-Liteが、松風ハイライト（松風）として1997年に承認を受け、翌年販売が開始された。また、ホームホワイトニング材として、NITEホワイト・エクセル（デンツプライシロナ）が2001年に販売された。

その後、ホームホワイトニング材は、いずれもカスタムトレーと10%過酸化尿素含有のホワイトニング材を用いたものであったが、2021年10月にユニバーサルトレーに6%過酸化水素製材をプレフィルドしたホームホワイトニング材、オパールエッセンスGo（Ultradent Japan）が販売された。さらに、過酸化尿素濃度に関しては、2022年9月に16%を含有し、フッ化ナトリウムと硝酸カリウムとが配合された製品、アンジェラス ホーム 16%（ヨシダ）も承認、販売された。

オフィスホワイトニング材の改良点としては、過酸化水素の低濃度化を目指して可視光応答型酸化チタンなどの触媒を応用することや、専用光照射器の開発などである。わが国におけるオフィスホワイトニング材はすべて、光線照射することが術式として組み入れられている。

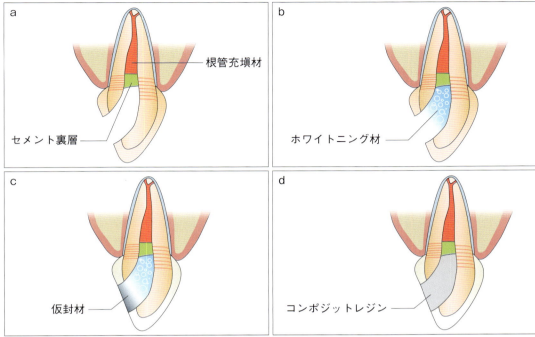

図❷ ウォーキングブリーチの手順を示す。緊密な根管充填がされていることを確認し、セメント裏層を行う。根管内に過ホウ酸ナトリウムと過酸化水素との混和物を貼付し、仮封を行う。ホワイトニング効果が得られた後に、コンポジットレジン修復を行う

　一方、世界的にみたオフィスホワイトニングの開発方向は、光線照射することなく効果が得られる製品となっている。これは、照射に伴う発熱による知覚過敏の誘発を避けることが大きな目的である。

ホワイトニングの種類

　歯科医院で行われるホワイトニングの種類について解説する。

1．ウォーキングブリーチ（図2）

　失活歯における変色に対して行われるホワイトニング法で、過酸化水素と過ホウ酸ナトリウムを練和したペーストを用いる。根管治療が適切になされているとともに、残存歯質が十分であることが必要となる。根管充填が不十分な場合では、過酸化水素の漏洩によって歯根の外部吸収を生じることがあるため、施術においては注意を要する。

　髄腔内に薬剤を貼付し、セメントで仮封するが、薬剤を和紙に浸したものを貼

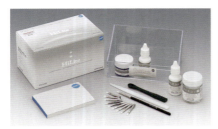
a：松風ハイライト（松風）

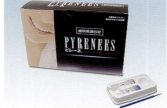
b：ピレーネ（ニッシン）

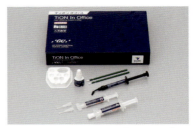
c：ティオン オフィス（ジーシー）

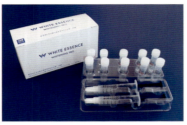
d：ホワイトエッセンスホワイトニング プロ（ホワイトエッセンス）

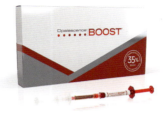
e：オパールエッセンス BOOST（Ultradent Japan）

図❸　わが国で販売されているオフィスホワイトニング材

薬する方法もある[6]。ホワイトニング効果は、薬剤を貼付して7～10日程度の間隔を置き、2～3回繰り返すことで得られる。

　ホワイトニング効果が得られた後には、通常、コンポジットレジンを用いて修復を行うこととなる。この際、ホワイトニング終了後から1週間ほどの間隔を空けることが肝要となる。これは、過酸化水素が分解されて生じる酸素の残留によるレジンの重合阻害を回避するためである。

2．オフィスホワイトニング（図3）

　診療室で行うホワイトニングとして、「オフィスホワイトニング」という名称がつけられた。適切な歯肉保護を行った後、ホワイトニング材を歯面に塗布し、光線照射を行う。とくに、ホワイトニング材の混和法、塗布法および光線照射が製品によって異なることから、施術に際して添付文書を確認する必要がある。

　オフィスホワイトニング材の主成分は過酸化水素であるが、ティオン オフィス（ジーシー）には過酸化尿素も配合されている。

3．ホームホワイトニング（図4）

　印象採得を行い、作業模型を用いてホワイトニング用カスタムトレーを製作す

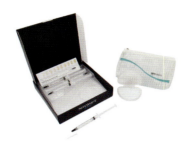
a：NITE ホワイト・エクセル
（デンツプライシロナ）

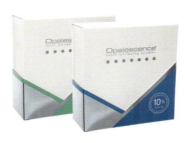
b：オパールエッセンス10%
（Ultradent Japan）

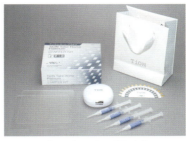
c：ティオン ホーム プラチナ
（ジーシー）

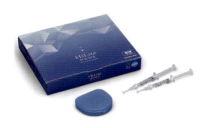
d：松風ハイライト ホーム（松風）

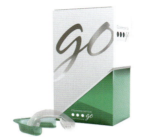
e：オパールエッセンス Go
（Ultradent Japan）

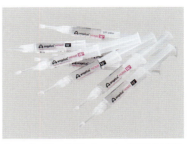
f：アンジェラス ホーム 10%&16%
（ヨシダ）

図❹　わが国で販売されているホームホワイトニング材

る。これを用いて、家庭で10%過酸化尿素を主成分とするホワイトニング材を歯面に適用する。この方法は、ホームホワイトニングとしては一般的であった。

　これに対して、オパールエッセンス Go は、プレフィルド（6%過酸化水素があらかじめ薬剤に封入されている）タイプのユニバーサルトレーを用いてホワイトニングを行うシステムである。

4．デュアル（コンビネーション）ホワイトニング

　オフィスホワイトニングとホームホワイトニングを組み合わせたもので、一般的には、オフィスホワイトニングを行って帰宅し、翌日からホームホワイトニングを行う。その後、さらにオフィスホワイトニングを追加することで、ホワイトニングの増強を図るというものである。

5．エナメルマイクロアブレージョン

　エナメル質の石灰化不全などによって生じる白斑などの審美性改善を目的として、マイクロアブレージョンが行われる。塩酸に浮石末を混合してペースト状に

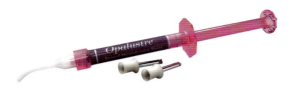

図❺　マイクロアブレージョンに用いられる、オパールーストラ（Ultradent Japan）

したものを、ブラシコーンを用いて歯面を刷掃するようにして用いる。マイクロアブレージョン用のペーストとして、オパールーストラ（Ultradent Japan）が販売されている（図5）。

ホワイトニングの選択基準

ホワイトニング法を決定するにあたっては、それぞれの手法の利点ならびに欠点を考慮し、患者が納得する方法を選択することは当然である。

また、それぞれの歯科医院で採用しているホワイトニング製品の種類も考慮する必要があるとともに、ホワイトニングという治療をどのように位置づけているかも重要なポイントとなる。

【参考文献】

1) 日本歯科医師会：歯科医療に関する生活者意識調査. https://www.jda.or.jp/jda/release/cimg/2022/DentalMedicalAwarenessSurvey_R4.pdf
2) Fasanaro TS: Bleaching teeth: History, chemicals, and methods used for common tooth discolorations. J Esthet Dent, 4(3): 71-78, 1992.
3) Spasser HF: A simple bleaching technique using sodium perborate. N Y State Dent J, 27(8-9): 332-334, 1961.
4) Nutting EB, Poe GS: Chemical bleaching of discolored endodontically treated teeth. Dent Clin North Am: 655-662, 1967.
5) Haywood VB, Heymann HO: Nightguard vital bleaching. Quintessence Int, 20(3): 173-176, 1989.
6) Jurado CA, Tsujimoto A, Villalobos-Tinoco J, Watanabe H, Takamizawa T, Miyazaki M: Minimally invasive technique for non-vital tooth bleaching using traditional Japanese paper. J Oral Sci, 62(4): 458-460, 2020.

1-2 ホワイトニングのメカニズム

過酸化水素とは

　過酸化水素は活性酸素の一種であり、比較的不安定な物質で、水（H_2O）と酸素（O_2）に容易に分解し、強い酸化力をもつヒドロキシラジカルを生成しやすい（図1）。

　工業原料としては、製紙の際のパルプ漂白や廃水処理あるいは半導体の洗浄に用いられている。過酸化水素は、最終的には水と酸素に分解するため、工業利用するには環境にやさしい物質であることから、その利用が拡大している。衣類の酸素系漂白剤としても用いられ、うどんや蒲鉾などの漂白を主目的としても用いられている。また、その2.5～3.5％水溶液はオキシドールとして創傷の消毒に用いられている。

　地球が誕生したのは46億年前であり、25億年前にはラン藻の光合成によって酸素が作られ、地球環境は激変した。酸素耐性を獲得した生物は、酸素を酸化剤

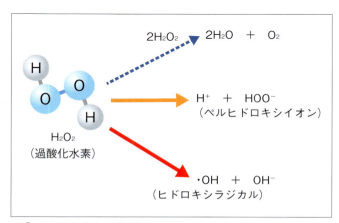

図❶　過酸化水素は容易に分解し、水、イオンあるいはラジカルを生じる

として代謝エネルギーの産生に利用して進化を遂げることになるが、これにはミトコンドリアの存在が欠かせない。運動を行う際に生体は筋肉を収縮させるため、多くのエネルギーを必要とするが、このエネルギーの大部分がミトコンドリアによる有酸素性エネルギー代謝で作り出されているからである。

　細胞内に存在するミトコンドリアの代謝過程において利用された酸素は、過酸化水素あるいはヒドロキシラジカルなどの活性酸素を経て水になる。

ホワイトニングのメカニズム

　現在、わが国で承認されているオフィスホワイトニング材あるいはホームホワイトニング材は、主成分として過酸化水素や過酸化尿素などの過酸化物を用いている。ホームホワイトニング材で多く用いられている過酸化尿素は不安定な物質であり、水分や唾液中の酵素の存在下で容易に過酸化水素・尿素に分解する。なお、理論的には、10% 過酸化尿素から約3.6% の過酸化水素が生成される。

　歯に含有される着色物質は発色団（化合物が色をもつために必要と考えられている原子団）であり、有機物と無機物にそれぞれ由来するものである。発色団は、歯の場合では黄色または褐色系を発色する。とくに、有機質としてはおもにコーヒーや紅茶、赤ワインあるいは果物に含まれるタンニンなどの小さな分子で、カルボニル基や芳香族基などの二重結合をもつことを特徴としている。

　過酸化水素の酸化作用によって、発色団が有している二重結合が分解され、無色の分子となる（図2）。これが、歯質におけるホワイトニングの作用機序と考えられている（図3）。

ホワイトニング材の安全性

　過酸化水素は、低濃度の場合では経口摂取したとしても通常は消化管内の有機物質と反応、分解するために毒性はほとんどない。しかし、30% 以上の高濃度で接した場合では、嚥下によって食道の化学傷が惹起される。したがって、比較的高濃度の過酸化水素を主成分としているオフィスホワイトニング材の使用時には注意が必要である。

　ホワイトニング材の毒性は、過酸化水素の濃度や組成、あるいは治療期間に依存する。とくにウォーキングブリーチを行う際は、分子量の低い過酸化水素が歯髄腔や歯根膜に浸透し、症例によっては歯根吸収を生じる可能性がある。

　また、過酸化水素から生じたラジカルは細胞毒性を引き起こす可能性があるが、

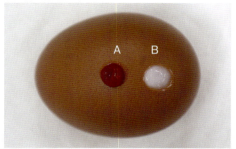

図❷ 過酸化水素の酸化作用（a）によって発色団の中にある二重結合が分断され（b）、これによって漂白効果を発揮する

a：ホワイトニング材（A）と次亜塩素酸ナトリウム（B）を塗布

b：塗布した部分では、卵の殻の色調変化が認められた

図❸ 鶏の卵の殻にホワイトニング材（A）と10％次亜塩素酸ナトリウム（B）を塗布した。いずれの成分を用いても、漂白効果が認められる

生体は傷害因子に対する防御機構（スカベンジャー機能）を有している。すなわち、カタラーゼあるいはペルオキシダーゼなどの予防的抗酸化酵素、ラジカル捕足型抗酸化因子、あるいは生じた傷を修復、再生させるという機能である。

一方、非常に高濃度な過酸化水素を直接投与しないかぎり、発生したラジカルは細胞膜を通過してダメージを与えられないとされている。また、これまでガイドラインや規則に従って使用されたホワイトニング材による長期的な副作用は報告されていない[1]。

米国歯科医師会においては、ホワイトニング材の使用に関して「多くの臨床な

らびに基礎実験でその安全性が示されているホワイトニング材ではあるが、過酸化水素が有している特性についてはこれを熟知して使用する必要がある。また、使用中の不快事項も生じることから、診断、治療計画の立案ならびにタッチアップに至るまで、トレーニングされた歯科医師の指導のもとに行われるべきである」との勧告を表明している。

歯質に及ぼす影響

1．エナメル質の硬さ

ホワイトニング材のpHは、エナメル質の硬さに影響を及ぼす程度を決定する大きな因子となっている。すなわち、pHが低いホワイトニング材は、中性あるいは弱アルカリ性の製品と比較してエナメル質の硬さの低下が著しい。pHが3.2の25％過酸化水素（HP）を用いたホワイトニングでは、pHが6.7の38％過酸化水素（HP）ホワイトニング製品と比較して、エナメル質の硬度が有意に低下している。

一方、pHが中性に近い10％過酸化尿素を主成分とするホワイトニング材を14日間、1日8時間使用した場合では、エナメルの硬さに有意な変化は認められていない。

2．エナメル質の表面粗さ

エナメル質の表面粗さには、使用するホワイトニング材の濃度とpHの影響が大きく関連する。ホワイトニング材のpHが3.2〜10.8の範囲にある製品を比較した研究では、ホワイトニング材の濃度が高くなりpHが低くなるにつれて、エナメル質の表面粗さが増大することがあきらかにされている。

知覚過敏の発症

生活歯のホワイトニングにおける副作用として、知覚過敏が挙げられる。その発症率は論文によって異なるが、おおむね30〜40％とされている。知覚過敏が生じる要因としては、ホワイトニング材から生じるラジカルの浸透、エナメル質のマイクロクラック、照射光線からの熱などが考えられる。

リスクファクターとしては、ホワイトニング材の濃度、pH、適用時間、加熱あるいは患者の食習慣（酸性の飲食物など）などが考えられる（**図4**）。知覚過敏はホワイトニング処置中のみならず、ホワイトニング処置後にも生じることを特徴としているが、いずれも一過性の鋭い痛みである。また、ホワイトニング処置を中止すると、通常は2〜3日で消失する[2]。

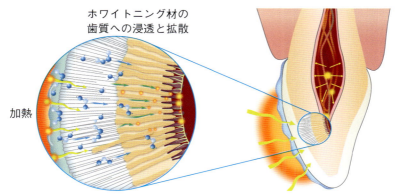

図❹ 生活歯のホワイトニングにおける知覚過敏の発症には、過酸化水素から生じたラジカルの歯質への拡散とともに、ホワイトニング材の濃度、pH、適用時間、加熱あるいは患者の食習慣などが関連している

　知覚過敏の発症機序としては、動水力学説が最も有名で、象牙細管内液が移動して象牙質と歯髄との境界領域に分布するAδ線維の自由神経終末が興奮し、鋭い痛みを生じるというものである。しかし、象牙質への刺激によって生じる痛みのすべてを、動水力学説で説明することは困難であると指摘されている。

　最近では、象牙芽細胞に存在するセンサータンパク質の1つである transient receptor potential（TRP）チャネルが注目されている（図5）。象牙質に加えられた物理的、化学的あるいは温熱刺激によって、象牙芽細胞の機械的感受性の高いTRPチャネルが活性化される。このチャネルの活性化によって、細胞内のCa^{2+}濃度を上昇させることで細胞膜タンパク質であるパネキシン（PANX-1）を活性化させ、象牙芽細胞外にATPを放出する。

　放出された神経伝達物質としてのATP（アデノシン三リン酸）は、nucleoside triphosphate diphosphohydrolase（NTPDase）によってADP（アデノシン二リン酸）に変換され、歯髄神経に発現するP2Y受容体を活性化させる。これによって、象牙質の痛みが発生すると考えられている[3]。

知覚過敏の予防

　知覚過敏抑制剤は、作用機序あるいは使用法の違いによって分類される。まず作用機序としては、①知覚の鈍麻、②析出物による象牙細管封鎖、③凝固による象牙細管封鎖、④物理的歯質表面被覆に分類される。これらのなかで、ホワイト

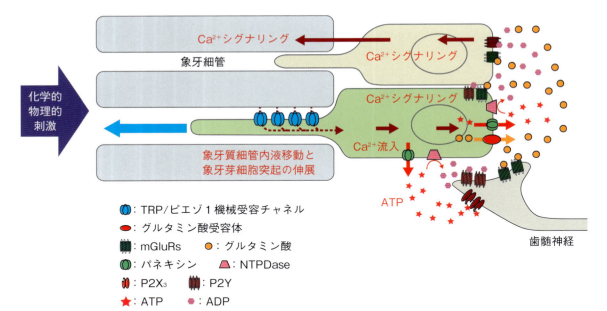

図❺ 象牙芽細胞と神経細胞間の ATP とグルタミン酸を介したシナプス伝達によって痛みを感じる。これは、ホワイトニングの施術に伴う知覚過敏の発症機序（Odontoblast Hydrodynamic Receptor Theory）として捉えられている〔Nishiyama A, Sato M, Kimura M, Katakura A, Tazaki M , Shibukawa Y: Intercellular signal communication among odontoblasts and trigeminal ganglion neurons via glutamate. Cell Calcium, 60(5): 341-355, 2016.〕

ニングに伴う知覚過敏では、知覚の鈍麻と析出物による象牙細管の封鎖ならびに石灰化の促進による歯質の強化を図ることが重要となる。

　知覚の鈍麻としては、硝酸カリウムイオンを含有する知覚過敏抑制剤の使用が挙げられる。カリウムイオンは、歯髄神経の脱分極を起こすことで活動電位を不活性化するというイオンバリアー効果を発揮する。また、フッ化物の応用は、再石灰化の促進によって歯質の強化に繋がることから、ホワイトニング前に使用することが望まれる（図6）。

　さらに、高濃度のフッ化物イオン（22,600ppm）は、歯質との反応生成物としてフッ化カルシウムを生成させる。加えて、合成ロジン成分を含有することで、歯面に長時間滞留するとともに、審美性を損なわない製品も販売されている（図7）。

　フッ化カルシウムは、口腔内でリン酸イオンや唾液由来タンパク質を吸着することで、フッ化カルシウム様物質として存在する。これが、無機質の結晶性向上とともに、フルオロアパタイトの形成による歯質強化ならびに再石灰化を促進

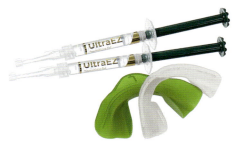

図❻　ウルトライーズ（Ultradent Japan）。ホワイトニングの術前に、硝酸カリウムとフッ化ナトリウムを配合した知覚過敏抑制剤を応用することは、痛みを感じない快適なホワイトニングに貢献すると考えられている

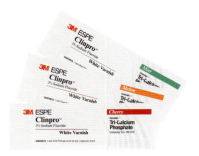

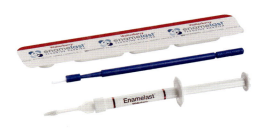

a：クリンプロ™ ホワイト バーニッシュ F（3M ジャパン）　　b：エナメラスト（Ultradent Japan）

図❼　審美的観点を考慮して販売されているフッ素バーニッシュ製品。フッ素バーニッシュの塗布は、石灰化促進による歯質の強化に効果的なものと考えられている

する。

　ホワイトニング処置に伴う過敏症に関して、徐々にではあるが、その発症機序について解明が進んでいる。したがって、その対処法に関する新たな治療法の確立が期待される。

【参考文献】

1）Alkahtani R, Stone S, German M, Waterhouse P: A review on dental whitening. J Dent, 100: 103423, 2020.
2）Takamizawa T, Aoki R, Saegusa M, Hirokane E, Shoji M, Yokoyama M, Kamimoto A, Miyazaki M: Whitening efficacy and tooth sensitivity in a combined in-office and at-home whitening protocol: A randomized controlled clinical trial. J Esthet Restor Dent, 35（6）: 821-833, 2023.
3）Ohyama S, Ouchi T, Kimura M, Kurashima R, Yasumatsu K, Nishida D, Hitomi S, Ubaidus S, Kuroda H, Ito S, Takano M, Ono K, Mizoguchi T, Katakura A, Shibukawa Y: Piezo1-pannexin-1-P2X3 axis in odontoblasts and neurons mediates sensory transduction in dentinal sensitivity. Front Physiol, 13: 891759, 2022.

1-3
コンサルテーションの重要性

コンサルテーションとは

一般的にコンサルテーションとは、問題状況に対して専門性に沿った知識や情報を提供し、問題解決のためのアドバイスや指導を行うとともに、解決の方向性について話し合うプロセスを指す言葉とされている。

歯科治療におけるコンサルテーションは、歯科医師が診査とそれに基づく診断結果、治療法とともに治療計画などを患者に提示する一連の流れと捉えられる。すなわち、コンサルテーションは患者と術者との共通認識を得るために重要であり、患者のバックグラウンドを理解するためにも大切な治療ステップと理解される。とくに、生活歯のホワイトニングにおいては、初診時のコンサルテーションが重要であり、患者の満足度に影響する因子となる。

本稿では、カウンセリングとコンサルテーションを通じて、ホワイトニングを受けることを希望している患者に対する接し方、あるいは説明すべき内容について解説する。

歯や口の中の悩み

コンサルテーションにおいては、患者の悩みや要望にできるかぎり応えるという真摯な姿勢が必要であり、これによって信頼関係を構築することが求められる。そのためにも、患者の主訴あるいは口腔内における悩みは何なのかを引き出すことが重要である。

そして、一般の人々が抱えている口の中の悩みが何なのかを知ることは、患者の気持ちに寄り添うためにも必要となる。

日本歯科医師会が2022年に行った「歯科医療に関する一般生活者意識調査」の実施結果の一部を図1、表1に示す。歯や口で気になることの1位が「歯と歯の間にものが挟まる」、2位が「歯の色」、3位が「口臭」、「歯並び」となっている。悩みの内容は年代による違いが認められ、10〜30代の悩みは「歯の色」、「歯並

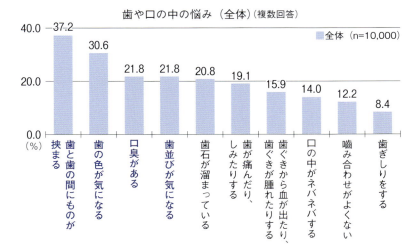

図❶ 「歯科医療に関する一般生活者意識調査」の実施結果の一部を示す。歯や口で気になることの1位は「歯と歯の間にものが挟まる」であり、2位は「歯の色」であった（日本歯科医師会：歯科医療に関する一般生活者意識調査〔2022年8月〕．https://www.jda.or.jp/jda/release/cimg/DentalMedicalAwarenessSurvey_R4_11.pdf より引用改変）

表❶ 「歯科医療に関する一般生活者意識調査」の実施結果の一部。年代別に見ると、10〜30代の若年層では「歯の色」、「歯並び」など見た目を気にする割合が高い（日本歯科医師会：歯科医療に関する一般生活者意識調査〔2022年8月〕．https://www.jda.or.jp/jda/release/cimg/DentalMedicalAwarenessSurvey_R4_11.pdf より引用改変）

歯や口の中の悩み（年代別）（複数回答）							
	10代 (n=580)	20代 (n=1,234)	30代 (n=1,423)	40代 (n=1,851)	50代 (n=1,682)	60代 (n=1,586)	70代 (n=1,644)
1位	歯の色 (37.6%)	歯の色 (41.4%)	歯の色 (41.0%)	ものが挟まる (36.8%)	ものが挟まる (40.2%)	ものが挟まる (41.7%)	ものが挟まる (45.9%)
2位	歯並び (30.9%)	歯並び (29.3%)	ものが挟まる (35.2%)	歯の色 (36.1%)	歯の色 (28.4%)	歯石 (20.5%)	歯の色 (17.3%)
3位	口臭 (22.4%)	ものが挟まる (26.4%)	歯並び (29.0%)	口臭 (26.1%)	歯石 (22.5%)	歯の色 (20.2%)	歯が痛む・しみる (15.5%)
4位	歯が痛む・しみる (20.2%)	口臭 (23.0%)	口臭 (27.1%)	歯石 (23.9%)	口臭 (21.8%)	口臭 (18.6%)	口臭 (14.5%)
5位	ものが挟まる (19.8%)	歯石 (20.7%)	歯石 (25.2%)	歯並び (23.8%)	歯並び (20.9%)	歯が痛む・しみる (16.6%)	歯石 (14.0%)

び」などの見た目が、40代以上は「歯と歯の間にものが挟まる」という機能面に繋がる悩みを訴えている。

　しかしながら、歯の色が気になるのは、高齢になっても多くの人々の関心事項

表❷　歯の着色と変色の原因

着色、外因性の変色	飲食物	ポリフェノール含有の飲食物
	喫　煙	タールの付着
	う　蝕	エナメル質のホワイトスポット、象牙質う蝕
	含嗽剤	ポビドンヨードなど
	金属イオン	金属ポストからのイオン
	色素酸性菌	*Actinomyces* 菌、*Prevotella* 属
内因性の変色	遺伝性疾患	エナメル質形成不全、象牙質形成不全、先天性ポルフィリン症、低フォスファターゼ症など
	代謝異常	上皮小体機能冗進症、先天性梅毒、先天性タンパク血症、過ビリルビン血症など
	歯の障害	歯髄壊死、歯髄内出血、内部吸収
	フッ化物	フッ素症
	薬　剤	テトラサイクリン系抗菌薬の服用

となっていることが示されている。これらの結果から、生活歯のホワイトニングの潜在的需要が高いことがわかる。

カウンセリングとコンサルテーションの流れ

　歯を白くしたいと希望して来院した患者に対して、患者の悩みや問題を傾聴し、専門的な知識を用いて問題解決のための援助を行うが、まずはカウンセリングから始めることになる。そして、この段階では患者の悩みや要望にできるかぎり応えたいという真摯な姿勢で対応し、適切なコミュニケーションをとって信頼関係を構築することが求められる。さらに、カウンセリングはホワイトニングの治療に進むかを決定する段階にあることから、必要十分な説明が求められる。

　とくに、ホワイトニングの効果に関しては予測が難しく、年齢でも効果が異なるため、歯の着色と変色の原因を確定することは重要となる（表2）。もちろん、口腔内の状態やホワイトニングの種類もそうであるが、効果、安全性、持続性あるいはメインテナンスについても説明する必要がある（表3）。

　これらの説明を患者に理解してもらうことが、ホワイトニング処置後の満足度に大きく影響する。加えて、患者にとって心地よい時間になるよう、腐心すべきである（図2）。

　ホワイトニングを実施することや、ホワイトニングの方法が決定した後に、術

表❸ コンサルテーションにおいて患者に説明すべき事項

1. 口腔内の状態と歯の色調
2. ホワイトニングの種類とそれぞれの特徴
3. 適応症と禁忌症
4. ホワイトニング効果と影響因子
5. ホワイトニング材の歯面への作用、安全性および危険性
6. 知覚過敏などの不快事項
7. ホワイトニングの限界と効果の持続性
8. ホワイトニング後に生じる修復物との色の不調和
9. 処置後のメインテナンス
10. ホワイトニングする部位と具体的方法
11. ホワイトニングを含めた諸費用

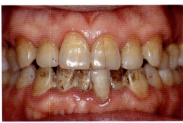
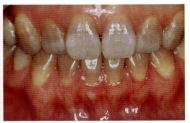
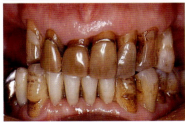

図❷ 着色、変色および補綴装置の色調適合性の不良例を示す。患者が何を不満に感じているのか、そして、その原因が何なのかを把握することは、非常に重要なものとなる

前のコンサルテーションを行う。カウンセリングを経て、患者は十分な理解を得ていることから、このとき最も重要な事項は「ホワイトニング効果のゴールの設定」となる。すなわち、ホワイトニングという治療法に関する理解はもちろんであるが、得られる白さのゴールを一致させることは、ホワイトニングの満足度向上にも繋がる。

ホワイトニングでは Professional Mechanical Tooth Cleaning（PMTC）によって、歯の表面に付着した着色物の除去から始める（図3）。ホワイトニングの方法に関して、とくにホームホワイトニングにおいては患者が自身で行うので、そ

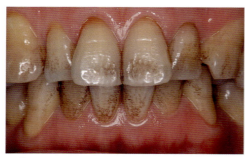 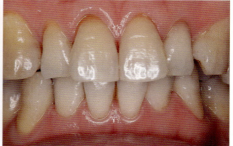

図❸ ホワイトニングに先立ってPMTCを行い、表面に付着した着色物を取り除くことは必須である

の手順や注意事項を伝えるとともに、わかりやすくチャートで術式を説明したリーフレットを渡すことは必須である。また、実際に使用するカスタムトレーと薬剤を用いて指導することは、患者とのコミュニケーションとともに、使用法の理解を深めるうえで大切なステップとなる。

　術中におけるコンサルテーションは、オフィスホワイトニングでは来院時や施術中あるいは施術後に、ホームホワイトニングでは1〜2週間ごとの来院時に行う。とくに、ホームホワイトニングにおいては、トレーの装着を継続させるためにもコンサルテーションは大切であり、使用法、頻度あるいは使用時間を丁寧に説明しながら確認する。

　術後は、ホワイトニング効果に対する満足度を確認し、その後のメインテナンスの必要性とともに、タッチアップの必要性についても説明を行う。タッチアップの時期などは、歯の白さに対する意識が影響するため、患者による個人差が大きい。これに関しても、術前に患者との信頼関係がどの程度構築されているかに、重きを置くことが大切となる。

　術後のコンサルテーションにおいて、術前の歯の色と比較してホワイトニング効果を確認するとともに、患者自身の満足感を知ることも大切となる。そして、ホワイトニングを継続するか、それ以外の処置に進むかを慎重に検討することが求められる。

　歯の白さを獲得した患者は、口腔内の変化についても十分理解しているため、今後のメインテナンスの重要性についても積極的に応じることがほとんどである。

ホワイトニング後の飲食物の制限

　生活歯のホワイトニングにおいては、それぞれの添付文書における注意項目と

して、「適切な漂白効果を得るため、漂白処置後24時間以内は、色の濃い飲食物（コーヒー、カレー、赤ワインなど）あるいは酸性度の高い飲食物（炭酸飲料など）の摂取および喫煙は避けるように指導すること」という記載が認められる。

これまでの実験室環境の研究においては、エナメル質の有機質成分が分解されるとともに、ホワイトニング材の種類によっては酸性を示すため、歯質表面の脱灰によって有色飲食物の色素が付着しやすくなることが懸念されている[1]。しかし、口腔内における唾液の作用を加味していないことに注意が必要である。

ホワイトニング効果に関する臨床試験を分析することで、ホワイトニング中の有色飲食物がホワイトニング効果に影響を及ぼすかについて検討した結果、ホワイトニング中のコーヒー、紅茶あるいは赤ワインなどの摂取は、ホワイトニング効果に影響を及ぼさなかったとされている。また、エナメル質試片を口腔内に装着するという実験系で、35％過酸化水素のホワイトニング後、コーヒー液に試片を浸漬することを繰り返してホワイトニング効果を評価したところ、コーヒー液への浸漬がホワイトニング効果に影響を及ぼすことはなく、エナメル質からの無機質の溶出は唾液に接触することで回復した[2]。

すなわち、ホワイトニング材の作用によってエナメル質表面が影響を受けたとしても、唾液の再石灰化作用によってすみやかに回復することから、飲食物による着色の影響を受けなかったものと考えられる。このように、ホワイトニング中の食事制限に関しては、患者に対して強く求める必要はないものと考えられる[3,4]。もちろん、外因性着色物に関しての説明は必要であり、患者の飲食物あるいは嗜好品の傾向を考慮した適切な指導を行う必要がある。

【参考文献】

1 ）Alkahtani R, Stone S, German M, Waterhouse P: A review on dental whitening. J Dent, 100: 103423, 2020.

2 ）Mori AA, Lima FF, Benetti AR, Terada RS, Fujimaki M, Pascotto RC: Susceptibility to coffee staining during enamel remineralization following the in-office bleaching technique: An in situ assessment. J Esthet Restor Dent, 28 Suppl 1: S23-S31, 2016.

3 ）Matis BA, Wang G, Matis JI, Cook NB, Eckert GJ: White diet: is it necessary during tooth whitening?. Oper Dent. 40（3）: 235-240, 2015.

4 ）Nogueira JS, Lins-Filho PC, Dias MF, Silva MF, Guimarães RP: Does comsumption of staining drinks compromise the result of tooth whitening?. J Clin Exp Dent, 11（11）: e1012-e1017, 2019.

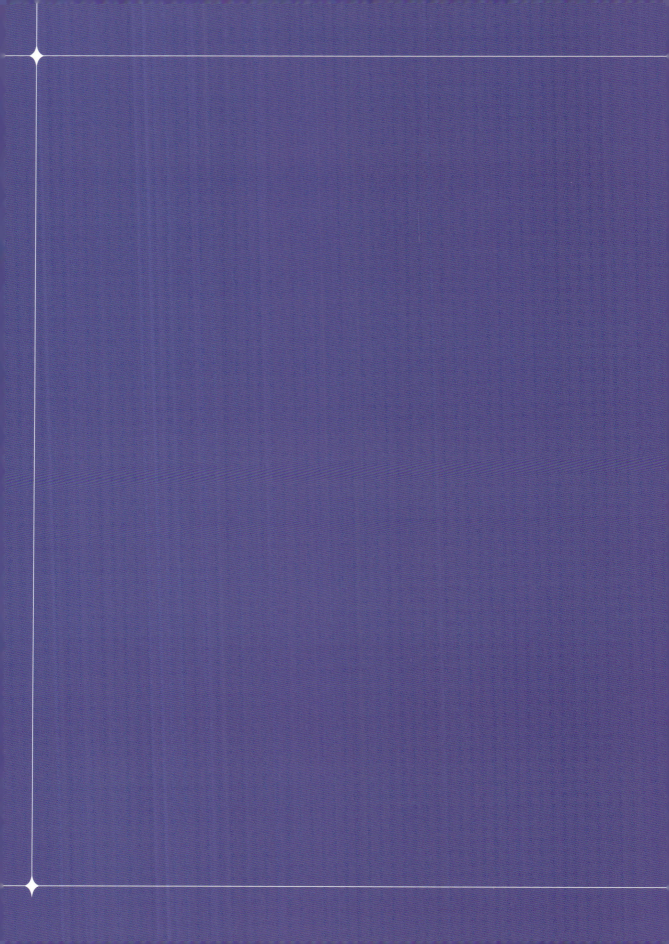

Whitening as
medical treatment

chapter 2

臨床における実践

2-1
ホワイトニングの種類と臨床での選択基準

生活歯ホワイトニングの選択基準

　生活歯のホワイトニング方法の選択においては、オフィスホワイトニングあるいはホームホワイトニングのいずれにすべきか、しばしば迷いが生じる。そこで両ホワイトニング法の特徴と、患者の希望を考慮して決定することになる（**表1**）。

　ホームホワイトニングにおいては歯科医師の管理が届きにくくなるので、使用方法あるいは適用する時間などの指示をしっかりと伝える必要がある。患者のコンプライアンスが得られにくい場合においては、オフィスホワイトニングに移行する場合もある。また、特定の部位のみをホワイトニングする場合においては、オフィスホワイトニングが適している。

　一方、オフィスホワイトニングは診療室での歯科ユニット占有時間が長いため、歯科医院における診療効率を十分に考慮する必要がある。

　また、ホームホワイトニングでは、オパールエッセンス Go（Ultradent Japan）以外の製品では、患者自身がホワイトニング材をトレーに填塞する操作が必要となる。患者によっては、この操作が難しいと感じる場合もあり、ホームホワイトニングを行うにあたって確実に指導すべき事項となる（**表2、3**）。

表❶　オフィスホワイトニングとホームホワイトニングとの違い

	オフィスホワイトニング	ホームホワイトニング
治療期間	短い	長い
チェアータイム	長い	短い
過酸化水素濃度	高い	低い
トレーの使用	不要	必要
術中の管理	容易	患者のコンプライアンス
個別の歯のホワイトニング	可能	難しい

表❷　オフィスホワイトニングの特徴

利点	・処置回数あるいは期間が短い ・トレー装着の煩わしさがない ・歯科医師によってコントロールされた処置が可能 ・患者との密接なコミュニケーションをとることが可能 ・部分的な部位のホワイトニングが可能 ・処置前後の着色や研磨が可能 ・知覚過敏の発生などへ迅速に対応可能 ・術後にホワイトニングの効果判定が可能
欠点	・周囲軟組織への保護に時間を要する ・1回の治療時間（60〜90分）が長い ・知覚過敏が発生する可能性が高い ・前歯・小臼歯の唇側のホワイトニングがメインになる ・照射器などの機器が必要となる ・一様なホワイトニング効果が得られにくい ・色の後戻りが生じやすい

表❸　ホームホワイトニングの特徴

利点	・チェアータイムが短く通院回数が少ない ・すべての歯の歯面をホワイトニング可能 ・使用する薬剤が過酸化尿素で低濃度であり、安全性が高い ・特別な装置を必要としない ・患者の心理的負担が少ない ・患者自身の生活に合わせた処置が可能 ・過酸化尿素による口腔内の衛生環境が向上する可能性 ・オフィスホワイトニングよりも自然感のある効果が得られる ・オフィスホワイトニングと併用できる ・期間を延長することでより広い適用の可能性がある
欠点	・マウストレーの技工操作が必要 ・患者側の処置への理解と協力が必要 ・トレー装着の管理ができない ・トレーや薬剤による違和感や不快感 ・治療に長期間を要する ・コンポジットレジンの接着性が低下する ・軟組織への影響を考慮しなくてはならない ・色調のコントロールあるいは部分的なホワイトニングが困難である ・知覚過敏発生時にただちに対応できない ・トレー装着が困難な場合がある ・矯正装置の使用中には適用困難である ・不正歯列に対応しにくい ・ホワイトニング材を誤飲する可能性がある

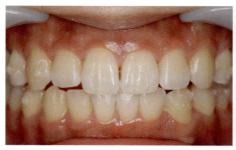 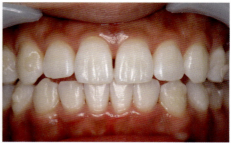

図❶　デュアルホワイトニングの症例（28歳、男性）。比較的短期間でホワイトニング効果を得られる利点がある。また、ユニバーサルトレーを用いたホームホワイトニングを利用できるようになり、コストが抑制できるため、患者に勧めることが容易となった（左：術前、右：術後）

　したがって、ホワイトニング法としては、何といってもオフィスホワイトニングとホームホワイトニングを併用した「デュアルホワイトニング」が推奨される。比較的短期間でムラのないホワイトニング効果を得られることが、最大の利点である（**図1**）。

ホワイトニング材製品の選択

　オフィスホワイトニング材は、一部の製品を除けば比較的高濃度の過酸化水素を主成分としている。多くの製品では、上下顎前歯12歯の処置を想定した分量が1回分として包装されている。添加されている触媒の有無あるいは種類によって光線照射の条件が異なっているため、使用にあたっては確認が必要である。

　ホワイトニング材の組成とともに臨床使用における特徴を考慮して、製品選択が行われる。とくに、オフィスホワイトニングにおいては、過酸化水素を主成分としているものの、製品ごとにホワイトニング材の混和方法、塗布時間あるいは光線照射法などに違いがあることから、これらを理解したうえで製品の選択を行う（**表4**）。

　また、失活歯に対するウォーキングブリーチに関しては、歯根の外部吸収を生じさせないように留意した施術を心がける。成書に記載されている術式に従えば、確実なホワイトニング効果が得られるはずである（**図2**）。

過酸化水素濃度とホワイトニング効果

　ホームホワイトニング材に関しては、オパールエッセンス Go（6％過酸化水素）

表❹　ホワイトニング材の主成分

過酸化水素	濃度が異なる過酸化水素（2.5〜35％）がオフィスホワイトニング材に用いられている。細かな組成とともに、使用法についても製品によって異なる
過酸化尿素	10％あるいは16％過酸化尿素がホームホワイトニング材として使用されている。10％過酸化尿素は3.6％過酸化水素と6.4％尿素に分解する
過ホウ酸ナトリウム	35％過酸化水素と混和してペースト状にしたものがウォーキングブリーチ法に用いられている

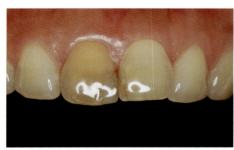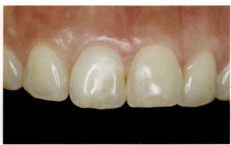

図❷　失活歯の変色（1|）に対してウォーキングブリーチを行った症例（46歳、女性）。根尖方向に薬剤が浸透しないようにしっかりと封鎖することが重要となる。ホワイトニングを終了した後に、コンポジットレジン修復を行った（左：術前、右：術後）

を除いて、主成分は過酸化尿素である。その多くは10％過酸化尿素を主成分としており、過酸化水素濃度は約3.6％である。現在、16％過酸化尿素を含有するホワイトニング材（アンジェラス ホーム16％：ヨシダ）も販売されているが、その過酸化水素濃度は約5.8％である。

　ホワイトニング材の効果に影響を及ぼす因子としては、種類（過酸化尿素、過酸化水素）、触媒の添加、pH、環境温度および濃度などが挙げられる。とくに過酸化水素の濃度に関しては、これが高いほどホワイトニング効果が早期に獲得できるとともに、より白さが高いものになると考えられる。これは、化学反応は粒子の衝突によって生じることから、反応物の濃度が上昇し、衝突の回数も多くなり、反応速度が高くなるためである。

　しかし、過酸化尿素濃度が10％の製品と、それ以上の濃度の製品における効果を比較した系統的レビューによれば、最終的なホワイトニング効果には、濃度の違いは影響しなかったとされている[1]。また、知覚過敏の頻度とその程度は、

10％の製品で最も頻度が低く、過敏状態も緩和なものであった。

ホームホワイトニング材の濃度に関しては、濃度が高い製品では、ホワイトニング開始初期においては低濃度の製品に比較してより高い白さが観察されたものの、最終的なホワイトニング効果には濃度による違いは認められていない。これは、一定量の過酸化水素がエナメル質ならびに象牙質に到達すれば、それ以上の濃度であったとしても、ホワイトニング効果には影響しないことを意味する。

一方、歯髄に到達する過酸化水素量は、濃度の上昇に伴って増加するため、知覚過敏を生じる可能性が高くなる。これには、用いたホワイトニング材のpHの変化が影響を及ぼしていると考えられており、pH安定性を有した製品の使用が推奨される。

オフィスホワイトニングにおける光線照射の効果

オフィスホワイトニングにおいては、過酸化水素の酸化作用向上を目的として、光線照射が指示されている。可視光線応答型光触媒を含有する製品では、酸化チタンに光が照射されることで電子が励起し、この電子が他の分子に結合してこれを還元、電子が励起された後の正電荷をもった正孔が分子から電子を奪って酸化する作用を示す。

触媒を含有していない製品においては、化学的反応という観点からは、光線照射によって過酸化水素の酸化作用が増強することはなく、局所的な温度上昇によって過酸化水素の反応（分解）速度が高まると考えられる。

これまでの系統的レビューでは、高濃度のオフィスホワイトニング材においては、光線照射の有無はホワイトニング効果に影響がないこと、低濃度の製品に関しては光触媒の効果が明確ではなく、光線照射の効果は不明とされていた。これが、最近のレビューでは、光線照射によって色調が改善されるとしている製品であっても、濃度の高低にかかわらず、光線照射の有無はホワイトニング効果ならびに知覚過敏への影響因子ではなかったとされている[2]。

また、光線照射は、オフィスホワイトニングの効果とともに、知覚過敏の発現に影響を及ぼさなかったものの、知覚過敏の程度は光線照射を行うことで減弱したとの報告もある[3]。その理由としては、過酸化水素自体が比較的短時間（5～15分）で歯質に浸透・拡散するために、光線照射の効果が出現しにくいことが挙げられている。さらに、光線照射を指示する製品においては、ホワイトニング材の塗布時間が光線照射を指示していない製品よりも短時間であることが、知覚過

敏発現頻度に影響を及ぼした可能性が考えられる。

ホームホワイトニングにおけるトレーの素材

　ホームホワイトニング材においては、ジェルの粘度、着色材の有無（視認性にかかわる）、あるいはフレーバーの添加などに違いが認められ、これらも製品選択の基準になる。

　また、カスタムトレーを製作するにあたっては、その材質としてはエチレン酢酸ビニル共重合体（ethylene-vinyl acetate：EVA）が一般的であるが、ティオンホーム（ジーシー）では水添スチレン・イソプレンブロック共重合体としており、柔軟性とソフトな装着感を特徴としている。

　これらに対して、オパールエッセンス Go はユニバーサルトレーを用いていることから、カスタムトレーの製作が不要であり、汎用性に優れているため、臨床に取り入れやすい製品であると考えられる。

【参考文献】

1 ）de Geus JL, Wambier LM, Boing TF, Loguercio AD, Reis A: At-home bleaching with 10% vs more concentrated carbamide peroxide gels: A systematic review and meta-analysis. Oper Dent, 43（4）: e210-e222, 2018.
2 ）Maran BM, Burey A, de Paris Matos T, Loguercio AD, Reis A: In-office dental bleaching with light vs. without light: A systematic review and meta-analysis. J Dent, 70: 1-13, 2018.
3 ）SoutoMaior JR, de Moraes S, Lemos C, Vasconcelos BDE, Montes M, Pellizzer EP: Effectiveness of light sources on in-office dental bleaching: A systematic review and meta-analyses. Oper Dent, 44（3）: e105-e117, 2019.

2-2

ホームホワイトニング製品の種類と特徴

ホームホワイトニングへの期待

　ホームホワイトニングのホワイトニング効果に関しては、オフィスホワイトニングと差はほとんどなく、知覚過敏の発現率の差も少ないとされている[1]。また、ホームホワイトニングに関しては、有効成分の濃度以上に、トレー装着時間がホワイトニング効果に影響するとされている[2]。

　このような観点から、限られた時間内に効率よくホワイトニング効果を発揮する組成としたホームホワイトニングシステムが望まれる。

ホームホワイトニング製品の構成成分と用法

　わが国で初めて認可されたホームホワイトニング材は、2001年に発売されたNITEホワイト・エクセル（デンツプライシロナ）である。これに続いて販売された製品も含めて、ホームホワイトニングシステムは患者個々の歯列に適合した"カスタムトレー"を製作するとともに、ホワイトニングジェルとして10％過酸化尿素が用いられてきた。

　ここに、厳密に管理された臨床治験を経て、2021年に6％過酸化水素を使用するプレフィルドタイプのユニバーサルトレーを用いるホームホワイトニング材が販売された。それぞれの使用術式の流れを**図1**に示す。さらに、高い過酸化水素濃度が認可されたことを受けて、16％過酸化尿素（過酸化水素濃度5.8％）のジェルを用いるホワイトニングシステムが販売されるに至っている。

　これらの製品における添付文書は、医薬品医療機器総合機構の「医薬品含有歯科用歯面清掃補助材」のページから閲覧可能である[3]。また、その情報をもとにしてホームホワイトニング材製品の組成などを**表1**にまとめた。

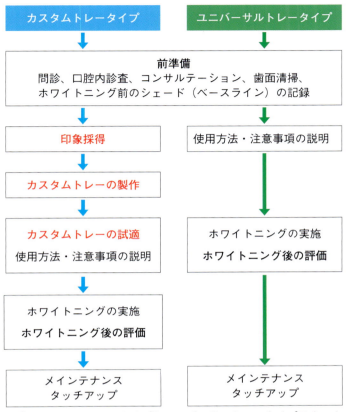

図❶ カスタムトレータイプとユニバーサルトレータイプのホームホワイトニングシステムにおける臨床操作の流れ

各製品の特徴

1．NITEホワイト・エクセル

　わが国にホームホワイトニングの一大ムーブメントをもたらした製品である。その発売をいまかいまかと待たれていたこともあり、講演会では毎回満席を超える立ち見の参加者が絶えなかったことを思い出す。

　当時は、作業模型へのレザボアの付与の有無に議論があったが、その背景には法律的なレギュレーションがあった。いずれにしても、わが国にホームホワイトニングの文化をもたらした製品であることに、異論はないであろう。

2．オパールエッセンス10％（Ultradent Japan）

　ホワイトニングジェル自体の粘度は、オパールエッセンス10％の大きな特徴の一つといえる。ホワイトニングに用いられるジェルは、カスタムトレー内に注入

表❶　わが国で販売されているおもなホームホワイトニング材（一般名：医薬品含有歯科用歯面清掃補助材）の一覧

販売名	NITE ホワイト・エクセル	オパールエッセンス10%	ティオン ホーム プラチナ
承認年月	2001年10月	2006年2月	2017年6月
製造販売業者	デンツプライシロナ	Ultradent Japan	ジーシー
有効成分	過酸化尿素（10%）	過酸化尿素（10%）	過酸化尿素（10%）
pH	－	6.4	6.4
構成成分（清掃補助材）	[性状] 透明なジェルでシリンジ1本について3g封入 [成分、組成] 〈主成分〉過酸化尿素10% 〈添加物〉ビニルポリマー、プロピレングリコール、ポリエチレングリコール、グリセリン、ヒドロキシプロピルセルロース、pH調整材、香料	[形状] 透明なジェルでシリンジ1本の内容量は1.2mL [成分] 過酸化尿素、ビニルポリマー、グリセリン、ポリエチレングリコール、pH調整材、他	[形状、構造] 白色のジェルでシリンジ1本2.5mLの内容量 [成分、組成] 〈主成分〉過酸化尿素10% 〈添加物〉多価アルコール、粘度調整材、pH調整材、他
トレー用作製シート	[組成] エチレン酢酸ビニル共重合体 [性状] 大きさ5×5インチ、厚さ0.04インチの半透明のシート状	[組成] エチレン酢酸ビニル共重合体 [形状] 130×130mm、厚さ0.9mmの透明シート	[組成] 水添スチレン・イソプレンブロック共重合体 [形状] 128×128×1mmの半透明のシート
原理、使用目的または効果	[使用目的] 機械的歯面清掃後に用いる着色歯面の清掃補助材として使用する [効果] 変色歯を漂白する	[原理] 口腔内にて、本品内の過酸化尿素が、唾液との接触や体温により分解し、変色物質を強力に酸化することにより、着色歯面の清掃を補助する [使用目的または効果] 機械的歯面清掃後に用いる着色歯面の清掃補助材	[原理] ホームホワイトニング材に含まれる過酸化尿素が、唾液との接触や体温により分解して変色物質を酸化し、着色歯面の清掃を補助する [使用目的または効果] 機械的歯面清掃後に用いる着色歯面の清掃補助
用法・用量	・1回最大0.5gの本品を用い、適合したマウストレーで1日1回に限り、最長2時間を限度に装着する ・適用部位は成人6前歯の健全歯のみであり、くさび状欠損を含む修復処置が必要でない歯面または処置が行われていない歯面であること ・装用は最長2週間を限度とし、異常がみられた場合、ただちに使用を中止する ・マウストレーは3日ごとに交換	・装着は1日1回に限り、最長2時間を限度とする ・本品を用いた治療期間は、最長2週間を限度（繰り返し使用）とし、異常を認めた場合、ただちに使用を中止する。 ・適合した片顎のマウストレー（カスタムトレー）に対し、1.2mL入りシリンジ半分の本品を注入し、添付文書記載の方法により装着する	・適合したマウストレー（カスタムトレー）にホームホワイトニング材を最大1目盛りを目安に注入し、処置を行う歯列に装着する ・装着は、1日1回、最長2時間、処置期間は最長2週間までとする

松風ハイライトホーム	オパールエッセンス Go	アンジェラスホーム
2020年8月	2021年7月	2022年9月
松風	Ultradent Japan	ヨシダ
過酸化尿素（10%）	過酸化水素（6%）	過酸化尿素（10%、16%）
6.4	6.2	—
[形状] 透明なジェルでシリンジ1本の内容量は1.2mL [成分] 過酸化尿素、ビニルポリマー、グリセリン、ポリエチレングリコール、pH調整材、他	[形状・構造] アウタートレイ：装着時に指で保持して歯列に合わせる。装着後にアウタートレイのみ口腔内より除去する インナートレイ：柔軟な素材のトレイ。漂白ジェルが充填されており、装着後、口腔内の温度により歯列に合わせて変形する [漂白ジェル] 過酸化水素、精製水、グリセリン、カルボキシルビニルポリマー、二酸化ケイ素、pH調整材、他	[形状・構造] 形状：ジェル状 シリンジタイプ：容量3g モノドースタイプ：容量1.2g [おもな原材料] 〈主成分〉過酸化尿素 〈添加物〉グリセリン、ポリアクリル酸、香料
[組成] エチレン酢酸ビニル共重合体 [形状] 130×130mm、厚さ0.9mmの透明シート	[組成] 熱可塑性樹脂	[組成] エチレン酢酸ビニル共重合体 [形状] 135×135mm、厚さ1.0mmのシート状
[原理] 口腔内にて、本品内の過酸化尿素が、唾液との接触や体温により分解し、変色物質を強力に酸化することにより、着色歯面の清掃を補助する [使用目的または効果] 機械的歯面清掃後に用いる着色歯面の清掃補助材	[原理] 漂白材に含有する過酸化水素が分解する過程で産生されるフリーラジカルが、エナメル質および象牙質に存在する着色有機化合物に作用することにより歯の明度を改善する [使用目的または効果] 機械的歯面清掃後の着色歯面の清掃補助材として用いる	[原理] 主材に含まれる過酸化尿素が、唾液との接触や体温によりヒドロキシルラジカル化して、変色物質の分子鎖を破壊することで、着色歯面の清掃を補助する [使用目的または効果] 機械的歯面清掃後の着色歯面の清掃補助
・装着は1日1回に限り、最長2時間を限度とする ・本品を用いた治療期間は、最長2週間を限度（繰り返し使用）とし、異常を認めた場合，ただちに使用を中止する ・適合した片顎のマウストレー（カスタムトレー）に対し、1.2mL入りシリンジ半分の本品を注入し、添付文書記載の方法により装着する	・装着は1日1回に限り、1日の装着時間は90分を限度とする ・本品を用いた処置期間（繰り返し使用期間）は最長10日間を限度とし、異常を認めた場合はただちに使用を中止する	・1回最大0.5gの本品を用い、適合したマウストレーで1日1回に限り、10%では最長2時間、16%では最長1.5時間、使用期間は最長2週間までとし、添付文書記載の方法により装着する

して口腔内に適応されるが、ジェルの歯面への広がりとともにトレー内での保持は重要となる。

　組成中の水分量を適切に設定することで、歯面によく広がる性質をもたせていることは、外見ではわかりにくいものの、オパールエッセンスが世界で使用されている理由の1つである。

　また、成分中に含有される水分は、ホワイトニング中に歯質から水分が移動することを防止して、ホワイトニング中に生じる知覚過敏あるいは白濁の発生を回避することにも寄与している。

3．ティオン ホーム プラチナ（ジーシー）

　ホワイトニング材は、唾液などの水分に希釈されにくいように、どちらかといえば疎水性となるように組成成分が設計されている。そのため、唾液で一層覆われている歯面への馴染みが悪くなり、有効成分が歯質に浸透しにくくなってしまう。

　そこで、ティオン ホーム プラチナは、その性質を親水性とすることでホワイトニング効果を高めている。一方、親水性が高まると唾液によるホワイトニング材の希釈が生じやすくなり、ホワイトニング効果が減弱してしまう。それゆえ、新規増粘材によって水分と接触しても崩壊しにくく垂れにくいジェル性状としている。

　さらに、ティオンシートの適合性と柔軟性は、ホワイトニング効果の向上に貢献している。すなわち、トレーの適合性は、ホワイトニング材の漏出とともに唾液の浸入を防止することに役立つとともに、トレーの装着感が快適なことで知覚過敏の発生を抑制する効果が期待できる。

4．松風ハイライトホーム（松風）

　過酸化尿素配合のホームホワイトニング用の歯面清掃補助材である。このホームホワイトニングシステムは、1日2時間の装着を続けることによって歯の自然な白さを取り戻せる。ホワイトニングジェルの粘性が高いことから、保持性が高く、トレーから漏れ出ることによる不快感も少ない。

　また、過酸化尿素濃度は10%であり、十分なホワイトニング効果を得られるとともに、知覚過敏の発生が少ないことを特徴としている。ミントフレーバーであることから、装着中や装着後も口腔内に爽快感が広がる。

5．オパールエッセンス Go（Ultradent Japan）

　オパールエッセンス Go は、カスタムトレー作製不要という簡便さを実現させたホームホワイトニングシステムである。ユニバーサルトレー（ウルトラフィッ

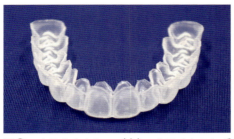 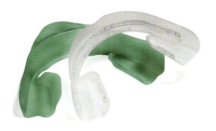

図❷　カスタムトレー（左）。ホワイトニングジェルがあらかじめ充塡されている（プレフィルド）ユニバーサルトレータイプのホームホワイトニングシステム（右）

トトレー）は二層構造になっており、内側のインナートレーにホワイトニングジェルが充塡されている（**図2**）。

　インナートレーは、アウタートレーを除去した後に口腔内の温度によって形態を変化させながら歯列に適合する。ホワイトニング材の主成分は6％過酸化水素であり、10％過酸化尿素の過酸化水素濃度である約3.6％よりも濃度が高い。

　口腔内の装着は、1日に1回限り最長で90分であり、繰り返し使用期間は最長10日間とし、比較的短期間でホワイトニング効果を得ることを特徴としている。カスタムトレー作製も不要であることから、デュアルホワイトニングの患者への提案にも適している。

6．アンジェラスホーム（ヨシダ）

　過酸化尿素濃度は10％と16％の2種類から選択可能であり、ホワイトニングジェル中にはフッ化ナトリウムと硝酸カリウムが配合（英語版の添付文書では"Desensitizing agents"と表記）されている。

　ホワイトニングジェルは、増粘剤の効果によって垂れにくい性状となっている。シリンジ内容量3gで最大3回分の使用が可能（6歯合計で1目盛り［0.5g］が目安）。アンジェラスホーム10％は1日最長2時間、16％は1日最大1.5時間の使用で、使用期間は2週間までとしている。

【参考文献】

1) de Geus J L, Wambier L M, Boing T F, Loguercio AD, Reis A: At-home bleaching with 10% vs more concentrated carbamide peroxide gels: A systematic review and meta-analysis. Oper Dent, 43（4）: e210-e222, 2018.
2) López Darriba I, Novoa L, de la Peña VA: Efficacy of different protocols for at-home bleaching: A randomized clinical trial. Am J Dent, 30（6）: 329-334, 2017.
3) 医薬品医療機器総合機構：一般的名称 医薬品含有歯科用歯面清掃補助材．https://www.pmda.go.jp/PmdaSearch/kikiDetail/GeneralList/22900BZX00205000_A_01

2-3
カスタムトレータイプの臨床手順

ホームホワイトニングにおけるトレーの違い

ホームホワイトニングは、カスタムトレーを用いるものと、プレフィルドのユニバーサルトレーを用いるものに分類される。ナイトガード・バイタルブリーチングという手法が1989年に紹介されて以来、カスタムトレーを用いたホームホワイトニングが主流となってきた。もちろんその背景には、ホワイトニング効果が確実に得られるとともに、副作用としての知覚過敏が少なかったことが挙げられる。

本稿では、カスタムトレーを用いたホワイトニングについて、とくにトレーの製作法について解説する。

カスタムトレーの形態

カスタムトレーの形態に関しては、レザボアの有無と辺縁のトリミングによって分類される。レザボアは、ホワイトニングジェルを貯留するために設けられるスペースで、カスタムトレーの唇側面に設置される（**図1**）。

辺縁形態については、歯頸部のラインに沿って形態を整えるスキャロップタイプと、1.5mm程度歯頸部から歯肉寄りの部分を直線的にカットするトラディショナル（ストレート）タイプに分けられる（**図2**）。

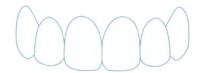
a：レザボアなし

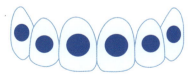
b：ドット状のレザボア

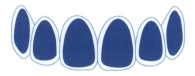
c：フルタイプのレザボア

図1 レザボアの付与。レザボアを付与せずトレーを製作することもあるが、ホワイトニングジェルの歯面に接触する容量、あるいはカスタムトレーの装着感などを考慮すると、レザボアを設置することが推奨される

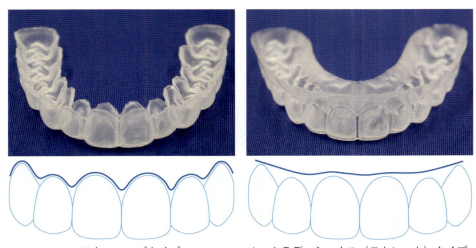

a：スキャロップタイプ　　　　b：トラディショナル（ストレート）タイプ

図❷　カスタムトレーの辺縁形態は、歯列の状態によって決定される。通常は、スキャロップタイプが選択されるが、叢生がある場合などではトラディショナルタイプとすることもある。いずれにしても、カスタムトレーの適合性は、ホワイトニング効果に及ぼす重要な因子となる

　トラディショナルタイプは、流動性のある薬剤の漏れを最小限にするとともに、歯列が不正な場合に用いられてきた。現在は、ホワイトニングジェルの流動性も抑えられており、また、カスタムトレーの装着感などを考慮して、スキャロップタイプが推奨される。レザボアに関しては、ホワイトニング効果を向上させるとともに、カスタムトレーの装着感を良好なものとすることが期待できる。

カスタムトレー製作のポイント

1．口腔内のチェック

　歯列の状態（欠損を含む）、楔状欠損あるいは歯間空隙などを確認する。

2．印象材、模型材

　アルジネート印象材で印象採得し、硬石膏を用いて作業模型を製作する。印象においては、咬合面に気泡がなく、臨床的歯頸線が明瞭に採得されているかを確認する。

3．作業用模型の製作と調整

　上下顎とも歯列部分のみが必要となるので、U字（馬蹄）形になるように調整する。上顎においても口蓋部は不要であるので、石膏注入時には歯列のみに留めるとよい。歯肉頬移行部なども不要なためトリミングし、作業用模型を置いた際に前歯部歯列が咬合平面に対して垂直になるように整える。こうすることで、バキュームに

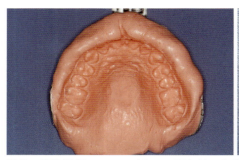
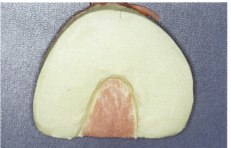

図❸ 印象採得にはアルジネート印象材で十分である。上顎の石膏注入にあたっては、口蓋部を除いてU字（馬蹄）形になるように行うとよい。石膏が硬化した後に、バリを除去するとともにトリミングする

よる吸引が確実なものとなる。

加えて、カスタムトレーの適合性の向上とともに、ホワイトニングジェルがトレーから漏洩することを防止するために、歯頸部に浅いグルーブを付与する。

4．素材の選択

カスタムトレーの製作は、ホームホワイトニングキットに付属のシートを使用することが通常である。製品の多くは、エチレン酢酸ビニル共重合体（EVA）を用いており、柔軟で弾力があり、ひびなどが生じにくいことを特徴としている。また、ティオン オフィス（ジーシー）では、水添スチレン・イソプレンブロック共重合体を用いており、その特徴として、柔軟性とソフトな装着感とともに、歯列への適合性の向上が挙げられる。

5．カスタムトレーの適合性向上

トリミングされたカスタムトレーを模型に戻し、辺縁部を火炎で軽く炙り、軟化させる。そして、ただちに水を浸した手指で圧接することで、歯頸部への適合性を向上させる。その後、患者来院時まで、カスタムトレーは作業模型上に静置して保管する。

カスタムトレー製作の手順

1．印象採得、作業模型の製作と調整

印象採得を行った後に、模型材を注入する。上顎では口蓋部は不要なので、U字（馬蹄）形になるように石膏を盛る（図3）。

2．作業模型の調整

気泡を除去するとともに、歯頸部のトリミングを行う。また、作業模型のバリ

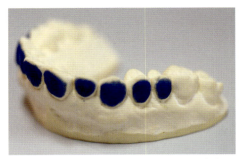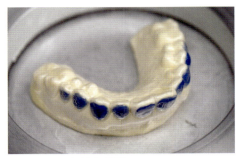

a：作業模型のトリミングとレザボアの付与　　b：シートの加熱と吸引

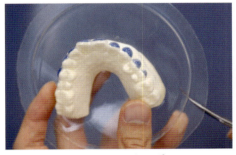

c：カスタムトレーのトリミング　　d：カスタムトレーの完成

図❹　唇側面にLCブロックアウトレジン（Ultradent Japan）などを用いてレザボアを付与するとともに、歯頸部に浅い溝を付与する。その後、シートの加熱と吸引を行い、十分に冷却してからウルトラトリム（Ultradent Japan）などを用いてトリミングする。トレー辺縁部の適合性を向上させるために、火炎で熱した後に水に浸した手指で圧接することもある

を除去するとともに、口蓋部のトリミングを行う。その後、ホワイトニングの対象となる歯の唇側面に、厚さが0.5～1.0mmのレザボアを付与する（**図4a**）。

3．カスタムトレー用シートの加熱と吸引圧接

　シートを設置し、ヒーターのスイッチを入れ、シートの加熱を開始する。シートが下方に膨らみ、透明感が出るまで待つ。それとともに、加熱されたシートが1～2cm程度下方に変形したタイミングで吸引圧接を行う。その後、シートが室温に戻るまで十分に冷却させる（**図4b**）。

4．カスタムトレーのトリミングと適合性向上

　専用のはさみ（ウルトラトリム：Ultradent Japan）などを用いてトリミングする（**図4c**）。デザインナイフなどを用いることでも、対応は可能である。

　トリミングされたトレーを作業模型に戻し、弱い火炎で炙るとともに、指を水に浸した後に加温部を圧接するという操作で、歯頸部における適合性を向上させる（**図4d**）。

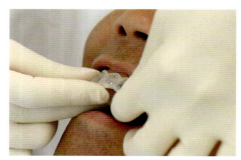 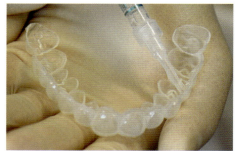

a：カスタムトレーの試適　　　　　　　　　　b：ホワイトニングジェルの填入量を患者に説明する

図❺　完成したカスタムトレーを口腔に試適し、適合性を確認する。その後、ホワイトニングジェルの填入法と分量などについて、丁寧に説明する

カスタムトレーの試適と患者への説明（図5）

1．カスタムトレー適合性のチェック

カスタムトレーを試適して適合性を確認する。そして、歯肉に違和感があるかを聴き取り、必要に応じて調整する。

2．カスタムトレーの装着法

カスタムトレーの装着法を、患者に平易な言葉を用いて説明する。

3．ジェルの量と位置

カスタムトレーへのホワイトニングジェルの填入法と分量を指導する。填入量が多く、カスタムトレーからはみ出た薬剤は、綿棒などを用いて取り除くことを説明する。

4．カスタムトレーの扱い

カスタムトレーは熱によって変形することを伝え、お湯の使用を避けるように指導する。ホワイトニング終了時には、歯ブラシなどを用いて流水下で洗浄を行うように伝える。

5．知覚過敏が生じたときの対応

知覚過敏はホワイトニングに伴って生じる副作用であること、生じた際には数日間ホワイトニングを中断することなどを伝える。

6．飲食物の制限

ホワイトニング剤の添付文書には、飲食物について摂取を制限する記載がある。

しかし、コーヒーなどの飲食物がホワイトニング効果に及ぼす影響を検討した臨床研究では、その影響はなかったと結論している[1, 2]。

　したがって、ホワイトニング期間中における患者への飲食物の制限に関しては、これまでいわれていたほど強く行う必要はないと考えられる。患者に寄り添い、どのようなホワイトニング治療を求めているのかを理解することが必要であると考えられる。

再来院時のチェック事項

1．ホワイトニング効果の判定

　ホワイトニング効果に関しては、明度順に並べ替えたシェードガイドなどを用いて判定する。患者に鏡を見せて確認してもらうが、このとき多数歯を比較するのではなく、できれば限られた歯にすべきである。これによって錯視の影響を低減化できる。

　ホームホワイトニングにおいては、患者のコンプライアンス、すなわちカスタムトレーを指示どおりに装着しているかが重要となるので、この点に関しても確認することが必要となる。

2．知覚過敏

　痛みに関しては、個人差が大きいものであり、患者の訴え方もさまざまである。まずは、術前の説明で患者に納得してもらい、知覚過敏を生じた場合の対処法について改めて提示する。知覚過敏は、ホワイトニング治療の中止にも繋がる可能性があることから、丁寧な聞き取りと対処法の提案が望まれる。

3．カスタムトレーの確認

　装着時の違和感がないかなど、患者の立場に立って聴き取りを行う。

【参考文献】

1 ）Matis BA, Wang G, Matis JI, Cook NB, Eckert GJ: White diet: Is it necessary during tooth whitening?. Oper Dent, 40（3）: 235-240, 2015.

2 ）Nogueira JS, Lins-Filho PC, Dias MF, Silva MF, Guimarães RP: Does consumption of staining drinks compromise the result of tooth whitening?. J Clin Exp Dent, 11（11）: e1012-e1017, 2019.

2-4 ユニバーサルトレータイプの臨床手順

ユニバーサルトレータイプ

　ユニバーサルトレーとは、印象採得が不要の既製トレーであり、装着後に口腔内温度によって歯列に適合することを特徴としている。製品としては、オパールエッセンス Go（Ultradent Japan）で採用されており、アウタートレーとインナートレーから構成されている（図1）。インナートレーには、あらかじめホワイトニングジェルが充填されており（プレフィルド）、患者にとってはカスタムトレーと比較して扱いやすい医療器具といえる（表1）。

　本稿では、ユニバーサルトレータイプのオパールエッセンス Go の特徴と臨床使用の実際について解説を加える。さらに、オパールエッセンス Go を併用したデュアルホワイトニングの実際についても触れたい。

オパールエッセンス Go の特徴

　カスタムトレーは、作業用模型を製作した後にトレー用シートを加熱・加圧し

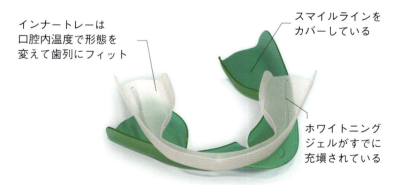

図❶　オパールエッセンス Go は、プレフィルドのユニバーサルトレーを採用している。アウタートレー（緑色）と、ホワイトニングジェルが充填されたインナートレー（白色）で構成されている

表❶　ユニバーサルトレータイプのオパールエッセンス Go の特徴

カスタムトレーの製作が不要
ディスポーザブルのため衛生的
トレーの清掃が不要
装着時間・装着期間が短い
補綴治療などによる口腔内の状態変化にも対応可能
矯正治療中でもホワイトニングが可能

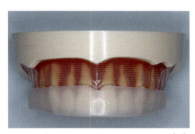 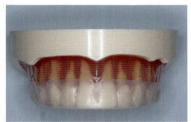

a：アウタートレーとともに口腔内に挿入し、アウタートレーを取り外してインナートレーのみを設置する　　b：インナートレーは、口腔内温度によって柔軟性を示すため、口唇で圧接することにより歯列に適合する

図❷　インナートレーを装着する（a）。インナートレーは、口腔内温度によって変形しながら歯列にフィットする（b）

て製作する。それに対し、オパールエッセンス Go は、すでにユニバーサルトレーが導入されている。トレーは二層構造になっており、ホワイトニングジェルが充填されているインナートレーとともにアウタートレーを歯列にあてがうように装着する。口腔内に装着後、アウタートレーを取り外す。歯列に残ったインナートレーは、口腔内温度によって柔軟性を示すとともに、歯列にフィットする特性を有している（図2）。

ホワイトニングジェルの主成分は、他のホームホワイトニング材が10％あるいは16％過酸化尿素であるのに対して、6％過酸化水素が用いられている。過酸化水素以外には、精製水、グリセリン、カルボキシルビニルポリマー、二酸化ケイ素およびpH調整剤などが含有されている。これによって、ホワイトニングジェルが歯面にしっかりと作用するとともにトレーから漏れ出ない性状を付与している。

オパールエッセンスホワイトニングシステムに共通する事項として、含有されている水分量が多く、これによって知覚過敏を生じにくくしている。ホワイトニ

ングジェルの水分量が少ないと、歯質からジェルに水分が移動し、知覚過敏を生じやすくなる。

装着は1日1回に限るものとし、1日の装着時間は90分を限度としている。また、処置期間（繰り返し使用期間）は最長10日間を限度とし、もちろん知覚過敏などを生じた際にはただちに使用を一時中断することが推奨される。

オパールエッセンスGoのエビデンス

プレフィルドのユニバーサルトレーを用いたホワイトニングについて、カスタムトレー、ストリップスおよびユニバーサルトレーを用いて、その効果と遺伝毒性を検討したランダム化臨床試験の報告がある[1]。その結果からは、いずれのトレーを用いても同様なホワイトニング効果が認められるとともに、遺伝毒性はなかったとしている。

遺伝毒性物質は、遺伝物質（DNAの塩基配列と構造を含む）と相互作用して細胞の損傷を誘発する。遺伝的損傷は、しばしば酸化ストレスと関連して認められるが、過酸化水素は不対電子をもたないのでフリーラジカルではないものの、活性酸素種の1つとしてこれに関連する。いずれにしても、過酸化水素を主成分とするホワイトニング材には遺伝的損傷が認められなかったことで、生体に対する安全性が示されている。

また、カスタムトレーとユニバーサルトレーにおいて、過酸化水素の効果が時間とともにどの程度低下するかについて、検討した報告がある[2]。その結果、ユニバーサルトレーでは、装着から30～60分ではカスタムトレーよりも早く効果の減弱が認められたが、120分経過後では両者に違いが認められなかった。また、上顎と比較して下顎において、トレーの種類にかかわらず効果の減弱が認められたとしている。さらに、カスタムトレーと比較したところ、ホワイトニング効果に違いは認められなかったものの、歯の知覚過敏を生じにくいとともに、歯肉の不快感も少なかったとされている[3]。

これらの報告は、使用しているホワイトニングジェルの組成あるいは濃度はわが国で使用されているものと異なるものもあるが、プレフィルドのユニバーサルトレーに関しての有効性と安全性を示していると考えられる。

オパールエッセンスGoの臨床使用法（図3）

ホームホワイトニングは、患者自身が行うことから、その用法について十分に

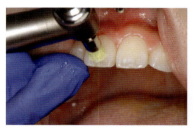
a：術前の機械的歯面清掃

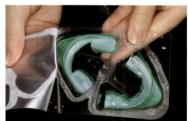
b：ユニバーサルトレーの取り出し

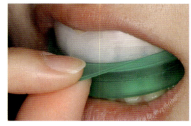
c：アウタートレーの持ち手部分を持ち、口腔内に挿入する

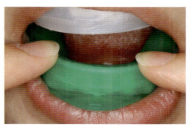
d：上顎のアウタートレーを取り外し、下顎を同様に挿入する

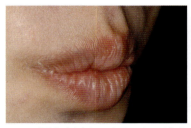
e：口唇をすぼめるようにして適合性を高める

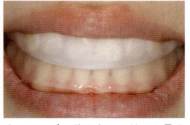
f：ユニバーサルトレーは、1日の装着時間を90分として適用する

図❸　ユニバーサルトレータイプのオパールエッセンスGoの装着手順を示す。簡便な手順で装着が可能である

説明するとともに、理解を得られたことを確認する必要がある。使用法が適切でない場合では、ホワイトニング効果が得られない可能性があるとともに、知覚過敏などの不快事項を生じることに繋がる可能性もある。また、患者に対する丁寧な説明は、治療法の手技を理解するとともに、患者とのコミュニケーションを深めることにも繋がる。

　以下のような流れで臨床で使用する。

①カウンセリングに引き続きコンサルテーションを行い、インフォームド・コンセントを得る。

表❷　デュアルホワイトニングの利点

短期間での白さ アップを目指せる	２つのホワイトニングの長所を掛け合わせることで、短期間での白さアップを期待できる
色ムラのない 自然な仕上がり	部位ごとにムラがなく、全体が自然な白さに仕上がる
白さが長持ちしやすい	歯の内部の黄ばみを効率的に分解できるので、色戻りしにくく、白さが長持ちしやすい

②口腔内の診察を行い、ホームホワイトニングの適応であるかどうかの確認を行う。

③前処置として、機械的歯面清掃を行うことで着色を除去する。

④ホワイトニングを行う前に、シェードガイドなどを用いてベースラインとなる歯の色調を確認する。このとき、比較対象とする歯種を特定することが肝要である。

⑤製品パッケージを開いてトレーを取り出し、手持ち部を歯列の中心に合わせて装着する。

⑥軽く吸い込むようにしてインナートレーを歯面に密着させ、アウタートレーを取り去り、インナートレーを軽く吸い込むようにして歯面に密着させる。

⑦下顎も同様にトレーを装着する。

⑧装着時間は90分間を限度とし、終了後は口腔からインナートレーを外して水で十分に口をすすぐ。その後、ブラッシングすることで口腔内からホワイトニングジェルを完全に除去する。なお、使用後のトレーは、不要となるので破棄する。

デュアルホワイトニングの臨床応用

　ホームホワイトニングとともに、歯科医院で行うオフィスホワイトニングを併用して行う手法をデュアルホワイトニングという。その特徴としては、短期間での白さ向上を目指せる、歯面全体をムラのない自然な白さにできる、そして、白さが長持ちしやすい歯の内部の黄ばみを効率的に分解できるので、色戻りしにくく白さを長期間維持しやすいことなどが挙げられる（**表2**）。

　短期間で目的の効果を得るという意味でも、デュアルホワイトニングの実施が推奨されるとともに、歯科医師が介在する回数が増えるところから、知覚過敏が

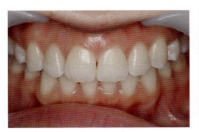 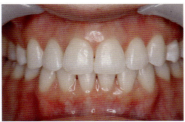 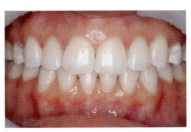

a：術前（34歳、女性）　　b：オフィスホワイトニング後、自宅でオパールエッセンスGoを5回行った　　c：オパールエッセンスGoを、さらに5回行った後に、オフィスホワイトニングを追加して行った

図❹　ホームホワイトニング（オパールエッセンスGo）とオフィスホワイトニング（オパールエッセンスBoost：Ultradent Japan）を併用したデュアルホワイトニングの1例。初診時（a）から約2週間という短期間で、ムラのない白さを獲得できた（b、c）

　生じた際への対応も細やかにできることも、臨床的には有利な点である。
　ユニバーサルトレーを採用したオパールエッセンスGoの登場によって、デュアルホワイトニングの導入が容易になったことは確かである。印象採得を行い、作業模型上でカスタムトレーを製作するというステップが除かれたことによって、患者に対してデュアルホワイトニングを推奨しやすくなったと感じている歯科医師も多いのではないだろうか。当講座の臨床研究からも、デュアルホワイトニングはオフィスホワイトニング単独よりも、より速く、より高いホワイトニング効果をもたらす可能性が示されている[4]（図4）。
　デュアルホワイトニングの臨床評価については、P.66〜67で詳述する。

【参考文献】

1) Monteiro MJF, Lindoso JBC, de Oliveira Conde NC, da Silva LM, Loguercio AD, Pereira JV: Evaluation of the genotoxic potential of different delivery methods of at-home bleaching gels: a single-blind, randomized clinical trial. Clin Oral Investig, 23（5）：2199-2206, 2019.
2) Mailart MC, Ferracioli CD, Torres CR, Palo RM, Borges AB: Hydrogen peroxide degradation of bleaching systems with different trays: Randomized clinical trial. Am J Dent, 33（2）：89-94, 2020.
3) Cordeiro D, Toda C, Hanan S, Arnhold LP, Reis A, Loguercio AD, Bandeira MCL: Clinical evaluation of different delivery methods of at-home bleaching gels composed of 10% hydrogen peroxide. Oper Dent, 44（1）：13-23, 2019.
4) Takamizawa T, Aoki R, Saegusa M, Hirokane E, Shoji M, Yokoyama M, Kamimoto A, Miyazaki M: Whitening efficacy and tooth sensitivity in a combined in-office and at-home whitening protocol: A randomized controlled clinical trial. J Esthet Restor Dent, 35（6）：821-833, 2023.

2-5
オフィスホワイトニング製品の種類と特徴

オフィスホワイトニングとホームホワイトニングの違い

オフィスホワイトニングとホームホワイトニングの違いを**表1**に示した。オフィスホワイトニングの基本的な臨床手順は、①歯肉の保護、②ホワイトニング材の混和、③ホワイトニング材の塗布、④光線照射、⑤ホワイトニング材の除去と塗布、⑥歯面清掃となる。患者が自ら行うホームホワイトニングと比較すると、オフィスホワイトニングでは術者が施術の中心となり、その的確さが求められる。

いずれのオフィスホワイトニング製品にも共通する重要なポイントとして、周囲軟組織の保護が挙げられる。歯肉の保護にはラバーダム法が推奨され、歯科用

表❶　オフィスホワイトニングとホームホワイトニングの比較

	オフィスホワイトニング	ホームホワイトニング
ホワイトニング材の主成分	①35％過酸化水素 ②3.5％過酸化水素	①10％過酸化尿素 ②16％過酸化尿素 ③6％過酸化尿素
ホワイトニング対象	前歯～小臼歯（単独歯にも対応）	歯列全体とともに唇舌側が可能
実施場所	歯科医院	患者の自宅などで場所を選ばない
処置（装着）時間	60～90分	①②：1日1回にかぎり、最長2（1.5）時間を限度 ③：1日1回にかぎり、装着時間は90分を限度
トレー	不要	カスタムトレーあるいはユニバーサルトレー
技工操作	不要	必要（ユニバーサルトレーでは不要）
患者のコンプライアンス	不要	装着時間、装着頻度あるいは装着法は、すべてホワイトニング効果に影響する重要な因子となる
ホワイトニング法	・初診時：コンサルテーション、ホワイトニングの実施 ・2回目：7～10日後、必要に応じてホワイトニング（必要に応じて3回目を設定） ・その後：メインテナンスに移行	・初診時：コンサルテーション、印象採得（ユニバーサルトレーではホワイトニング実施法の指導） ・2回目：トレーと薬液の受け渡し、使用法の説明（ユニバーサルトレーでは当日） ・3回目：7～14日後、ホワイトニング状況の確認（必要に応じて薬液追加を行う） ・その後：メインテナンスに移行

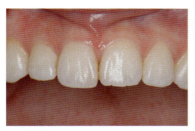
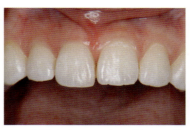
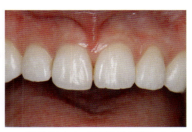

a：術前　　　b：初回のオフィスホワイトニングを実施した　　　c：初診時から10日ほど経過した後、2回目のオフィスホワイトニングを実施した

図❶　オフィスホワイトニング（オパールエッセンス BOOST35％）のみで対応した症例（28歳、女性）。2回の来院で、一定のホワイトニング効果が得られた

ラバーダム防湿キットである光重合型ペーストが一般的に用いられている。

また、ホワイトニング材の塗布法や使用法にも製品によって違いがあることから、使用に際しては添付文書を熟読することが求められる。正しい使用法によって、オフィスホワイトニング材が有する"歯を白くする"ポテンシャルが引き出される（図1）。

オフィスホワイトニング製品の構成成分と用法

現在、わが国で販売されているオフィスホワイトニング材について、組成とともに用法を表2にまとめた。

1．松風ハイライト（松風）

液成分である35％過酸化水素と、粉成分である助触媒とともに促進剤との混合によって酸化力を有するフリーラジカルが発生し、光線照射によって反応が促進する。また、ホワイトニング材の色調が変化することで操作の目安にでき、効果の確認もできる。ペーストは垂れにくく、対象歯のみを処置可能であり、均一に塗布できる。さらに、生活歯のみならず、失活歯にも用いることが可能である。

塗布してから約5分間経過後、コンポジットレジン重合用の歯科用可視光線照射器で3分間程度、光を照射して酸化を促進させる。約10分後（練和物が白く変わったら）、湿った綿花で練和物を拭き取る。

2．ピレーネ（ニッシン）

低濃度の過酸化水素（3.5％）と光触媒機能を有する二酸化チタンを含有し、過酸化水素と二酸化チタンに光線（波長380〜420nm、光強度10〜130mW/cm²）

表❷ わが国で販売されているおもなオフィスホワイトニング材

販売名	松風ハイライト	ピレーネ	ティオンオフィス	オパールエッセンス BOOST
承認年月	1997年11月	2006年5月	2010年8月	2017年12月
製造販売業者	松風	ニッシン	ジーシー	Ultradent Japan
有効成分	過酸化水素（35%）	過酸化水素（3.5%）	過酸化水素（35%）	過酸化水素（35%）
pH	4	6	6	7.5
構成成分	①粉：アエロジル、金属塩、指示薬（ギネアグリーン）、その他 ②液：35%過酸化水素水、その他 ③付属品（ブルーワセリン）：親水ワセリン、その他	溶液1：過酸化水素、85%リン酸、ピロリン酸四ナトリウム・十水塩、精製水 溶液2：二酸化チタン、合成ケイ酸マグネシウムナトリウム、精製水	シリンジA：過酸化水素 シリンジB：過酸化尿素、グリコール、ビニルポリマー リアクター：可視光応答型酸化チタン（TiO₂-xNx）、蒸留水、エタノール 歯肉保護レジン：メタクリレート系樹脂、フィラー	①オパールエッセンス BOOST シリンジ：過酸化水素、グリセリン、水酸化カリウム、精製水、他 ②オパールダム グリーンシリンジ：ジウレタンジメタクリレート、セチルアルコール、他 その他の付属品：ポリプロピレン、ステンレススチール、他
原理	液（35%過酸化水素水）と粉（助触媒、促進剤等）との反応によって、過酸化水素が分解して発生する活性酸素の働きにより歯の変着色を漂白する。歯科用可視光線照射器を用いた光線照射で、この働きを促進できる	二酸化チタンの光触媒作用と過酸化水素により、活性酸素が発生し、歯面に付着した有機化学物質を分解し漂白する	〔オフィスホワイトニング材〕 オフィスホワイトニング材を歯面に塗布することで、有効成分である過酸化水素の酸化力によって、歯面の変色原因物質が分解される 〔リアクター〕 リアクターに含まれる可視光応答型酸化チタンに光線照射することによりラジカルが発生し、オフィスホワイトニング材に含まれる過酸化水素の酸化力をさらに促進する	使用直前に過酸化水素とpH調整材を混合することにより、過酸化水素の分解を促進し、歯面の着色物質を酸化・分解することにより歯面の漂白を行う。可視光を照射するで過酸化水素の分解が促進する
使用法*	①歯面清掃 ②歯肉の保護：処置歯周辺の歯肉全体にブルーワセリンを塗布し、処置歯と歯肉等の歯周組織、舌、上下口唇粘膜を隔離する ③酸エッチング：テトラサイクリンによる変色歯では、効果を示すことがあるので、必要に応じて、リン酸エッチングする ④計量と塗布 ⑤塗布：漂白する歯面にすみやかに練和物を、1～2mmの厚さに塗布 ⑥活性化：約5分間経過後、可視光線照射器で3分間程度光を照射して酸化を促進。約10分後に練和物が白く変わったら練和物を拭き取る。歯面塗布は3回まで繰り返すことができる ⑦洗浄：練和物を拭き取った後、処置を行った歯面を完全に水洗し、ラバーダムを撤去する ⑧歯面研磨	①歯面清掃 ②歯頸部粘膜の保護 ③漂白材の調製：溶液1全量を溶液2の容器に入れ、約1分間手動による混合を行い均一な漂白材を調製する ④活性化処理：漂白材を1～2mmの厚さに塗付し、照射波長380～420nmの可視光領域（光強度10～130mW/cm²）の光を塗付した漂白材表面より1mm前後の間隔で1～5分間照射する ⑤活性化処理は、1日3回を限度とする	①機械的歯面清掃 ②保護眼鏡およびフェイシャルマスクなどで顔面を保護 ③口唇の排除と歯肉保護レジンの塗布と重合硬化 ④オフィスホワイトニング材（シリンジA、B）の混合。ホワイトニング材を全量シリンジBに移動させ、歯面塗布用のチップを装着 ⑤リアクターを歯面に一層塗布し、マイルドエアーで乾燥 ⑥混合したオフィスホワイトニング材を、漂白処置を行う歯面に塗布し、歯科重合用光照射器もしくは歯面漂白用加熱装置（380nmよりも短波長側の光を出力せず、380～520nmの範囲に有効波長）を用いて、以下のとおり光線照射を行う 1歯ずつ光線照射をする場合：歯科重合用光照射器（光強度が1,500nW/cm²以下）を用いて1分間の光線照射を行う 2歯以上の多数歯に光線照射をする場合：ティオンライトはQuickモードで6分、ブリリカ・ビアンコは6～8分が照射時間の設定目安。他の照射器を用いる場合は、ティオン オフィスや照射器の添付文書を要確認 ⑦作用時間経過後、オフィスホワイトニング材を除去 この作業を3回繰り返す	①歯面清掃 ②オパールダムグリーンなどを用いた歯肉保護 ③オパールエッセンス BOOSTの練和：左右のプランジャーを交互に50回以上（左右25回以上）押し戻しを繰り返し、内容物を練和 ④オパールエッセンス BOOSTの塗布：0.5～1.0mmの厚さで歯面に塗布。塗布後5分間経過した後に光線照射器を用いて、1歯ずつ3分間光線照射を行い、その後、そのまま約7分間静置する ⑤その後、付属のバキュームアダプターとSSTチップを用いて吸引除去。塗布と除去は最大3回まで繰り返す ⑥歯面を十分に洗浄し、オパールダムグリーンを撤去する

★：使用にあたっては、各製造者の添付文書を確認すること

を照射してラジカルを発生させる。酸化チタンは光線照射されることで複数種の
ラジカルを発生させるが、このラジカルによって生じる過酸化水素の酸化作用の
促進を応用している。ピレーネは pH が約6であることから、エナメル質を傷つ
けることなく、周囲軟組織に対しても刺激が少ないという特徴を有している。

　塗付したホワイトニング材表面より1mm前後の間隔をとり、使用する照射器の
種類によって1～5分間、照射する。

3．ティオンオフィス（ジーシー）

　過酸化水素35％と過酸化尿素30％を混ぜ、使用する。可視光応答型光触媒
V-CAT（$TiO_{2-x}N_x$：N ドープ酸化チタン）が、光線照射によって電子を放出し、
過酸化水素と反応することでヒドロキシラジカルがより多く発生する。V-CAT
は二酸化チタンの酸素の一部が窒素に置換されることで、紫外線領域の光線だけ
ではなく可視光線領域の光にも十分に反応し、歯科用照射器を用いたホワイトニ
ングへの応用を可能としている。

　また、歯肉保護レジンでホワイトニングジェルが歯肉に付着するのを防げる。
加えて、ホワイトニングジェルはシリンジを混合し、直接ディスポーザブルファ
イバー付きチップから塗布できるので、安全に使用できる。

　ホワイトニングを行う歯が5本以下である場合など、光線照射時間が合計5分
に満たない場合には、光線照射終了後にオフィスホワイトニング材の作用時間が
5分以上となるように静置する。

4．オパールエッセンス BOOST（Ultradent Japan）

　使用直前に過酸化水素と pH 調整材を混合して過酸化水素の分解を促進し、ラ
ジカルを発生させてホワイトニング効果を発揮する。混合された赤色のホワイト
ニングジェルは、歯面において塗布部分が視認できるとともに、除去時に確認し
やすい。また、ホワイトニング材には20％以上の水分が含有されていることから
歯の脱水を防ぎ、ホワイトニングの後戻りも起こりにくい。失活歯へも応用可能で、
髄腔内とともに唇側面に塗布することでホワイトニング効果を向上させられる。

　塗布してから5分間経過後、光線照射器を用いて1歯ずつ3分間光線照射を行
い、その後、そのまま約7分間静置する。

どのようなときにオフィスホワイトニングを選択する？

　生活歯のホワイトニングは、オフィスホワイトニング、ホームホワイトニング
およびこれらを併用したデュアルホワイトニングに分類される。いずれの方法を

選択するかについては、変色の程度、原因、患者の時間的制約あるいは自院の診療コンセプトを考慮して決定される。

　とくに、オフィスホワイトニングにおいては、歯科用ユニットの占有時間が長くなるため(60 ～ 90分間程度)、ユニット台数を含めた歯科医院のコンセプトなど、総合的な判断が必要である。また、歯科用ユニットの占有時間がオフィスホワイトニングの治療費に反映され、ホームホワイトニングと比較して治療費が高く設定される傾向がある。もちろん、患者からの要望が最も重要であり、ゆったりとした診療空間で時間をかけてオフィスホワイトニングを受けたい患者もいる。そのため、患者と十分なコミュニケーションをとる必要がある。

オフィスホワイトニングにおける光線照射

　わが国で販売されているオフィスホワイトニング材は、術式として歯面塗布後の光線照射が指示されている。この光線照射の効果に関しては、これまでも多くの議論があったが、近年では光線照射の有無はオフィスホワイトニングの効果に影響を及ぼさないとされている[1, 2]。

　また、光線照射に伴って発生する熱は、過酸化水素の分解を促進する効果を有しており、オフィスホワイトニング効果を向上させると考えられてきた。過酸化水素の分解速度は、温度が10℃上昇すると2 ～ 3倍速くなり、さらに金属イオンの存在によっても分解が促進される。また、過酸化水素は、酸性領域では比較安定しているが、アルカリ環境（pH8.5～9.0）でより多くのラジカルを生じる。これは、アルカリ環境下では過酸化水素の分解反応原理が複雑になり、そのために HO_2-OH 量が増えるからである。

　光線照射に伴って生じる熱は、知覚過敏の発症を誘発する可能性もあるため、光線照射によって、不用意に熱を発生させることは避けるべきである。

ホワイトニング材の濃度選択

　オフィスホワイトニング材の有効成分である過酸化水素の濃度の違いは、ホワイトニング効果に影響を及ぼす因子となり、高濃度のものは低濃度のものよりもホワイトニング効果が高いとされている[3]。ちなみに、米国では、オフィスホワイトニング材の濃度を高めるとともに、光線照射を不要とするシステムが主流となりつつある。

　一方、知覚過敏の発症率は高濃度なものほど高くなるところから、低濃度の過

酸化水素濃度の効果を高めるため、光触媒（NF-TiO2 nanoparticle）を併用するホワイトニング材も検討されている[4]。光触媒を含有しているホワイトニング材に関しては、その効果が照射する光線の波長域に影響を受けるので、メーカーの指示する照射器で適切な光強度として用いる必要がある。

　ホワイトニング治療によって生じる可能性のある知覚過敏は、処置中あるいは処置後数時間に突発的に生じることもある。知覚過敏の発生は日常生活に影響を及ぼすとともに、症例によってはホワイトニングを中止するきっかけともなる。

　したがって、生体安全性という観点からは、低・中濃度のオフィスホワイトニング材が選択されるべきであろう。ホワイトニング材の濃度が高いほうが、低・中濃度のホワイトニング材と比較して知覚過敏を生じやすかったが、ホワイトニング効果には違いが認められなかったという報告もある[5]。

　いずれにしても、オフィスホワイトニング材の理想的な濃度や組成については、今後の検討が待たれるところである。

【参考文献】

1 ）SoutoMaior JR, de Moraes S, Lemos C, Vasconcelos BDE, Montes M, Pellizzer EP: Effectiveness of light sources on in-office dental bleaching: A systematic review and meta-analyses. Oper Dent, 44（3）: e105-e117, 2019.

2 ）Tsujimoto A, Jurado CA, Sayed ME, Fischer NG, Takamizawa T, Latta MA, Miyazaki M, Garcia-Godoy F: Influence of light irradiation for in-office tooth whitening: A randomized clinical study. Am J Dent, 34（4）: 201-204, 2021.

3 ）Bersezio C, Estay J, Jorquera G, Peña M, Araya C, Angel P, Fernández E: Effectiveness of dental bleaching with 37.5% and 6% hydrogen peroxide and its effect on quality of life. Oper Dent, 44（2）: 146-155, 2019.

4 ）Matos ICRT, Kury M, de Melo PBG, de Souza LVS, Esteban Florez FL, Cavalli V: Effects of experimental bleaching gels containing co-doped titanium dioxide and niobium pentoxide combined with violet light. Clin Oral Investig, 27（8）: 4827-4841, 2023.

5 ）Maran BM, Matos TP, de Castro ADS, Vochikovski L, Amadori AL, Loguercio AD, Reis A, Berger SB: In-office bleaching with low/medium vs. high concentrate hydrogen peroxide: A systematic review and meta-analysis. J Dent, 103: 103499, 2020.

2-6 オパールエッセンスBOOSTの使用法と臨床評価

オパールエッセンス BOOST（Ultradent Japan：図1）を用いたオフィスホワイトニングは発売以来、臨床評価が高い。

当講座では、本製品の正しい使用法の理解と臨床使用法の詳細を広めることを目的として"ホワイトニング塾"と称するセミナーを実施し、ホワイトニングに対する理解を深めつつ、製品の臨床使用に関するハンズオンセミナーなどを通じて啓蒙活動を継続している。

その過程で得られた臨床的な知見を踏まえ、本製品を用いたオフィスホワイトニングの臨床について、術式におけるポイントなどを解説する。

使用法

オパールエッセンス BOOST を用いたオフィスホワイトニングの臨床術式について、各ステップの操作法とそのステップにおける留意事項を**表1**にまとめた。臨床ステップは、①前準備、②歯肉保護、③ホワイトニング材の練和・塗布、④術後の管理に大きく分けて示している。

①前準備

口腔内診査による変色の原因の特定とともに、必要な処置の実施、コンサルテーションがおもなものとなる。知覚過敏の予防を目的として、オフィスホワイトニング前に硝酸カリウムとフッ化ナトリウムを含有しているウルトライーズ

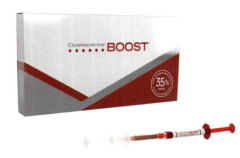

図❶　オパールエッセンス BOOST はダブルシリンジであり、シリンジ内で薬液を混合させる。ホワイトニングジェルは赤い色調を有しており、歯面で塗布部分を認識できる

表❶ オパールエッセンス BOOST の操作法と各ステップにおける留意事項

臨床ステップ	各ステップにおける操作	注意事項
①前準備	コンサルテーション、口腔内診査	必要な治療の実施、露出象牙質の封鎖
	ウルトライーズによる知覚過敏抑制	装着時間：15分〜1時間
	ホワイトニング前の歯面清掃	フッ化物含有 PMTC ペーストの使用
	ホワイトニング前のシェードの記録	シェードテイキング（とくに明度の確認）、口腔内写真撮影など
②歯肉保護	リトラクター（アンブレラなど）の装着	口唇の確実な排除
	アイソブロックを口腔内に挿入	開口状態の維持
	オパールダムのルアーキャップの取り外し、ブラックミニチップの取り付け	歯肉表面の乾燥、専用チップの使用、材料の流動性の確認
	オパールダムグリーンを歯肉縁に沿って塗布	幅4〜6mm、厚さ1.5〜2.0mmで、歯肉縁を越えて0.5mmエナメル質を覆うように塗布
	光照射器を用いて重合硬化	塗布面を歯列全体（片顎につき）20秒間（または、1歯あたり約3〜5秒）光照射器を用いて移動照射
③ホワイトニング材の練和・塗布	シリンジ（透明）の小プランジャーの押し込み	接合部に緩みがないかの確認
	左右のプランジャーを交互に50回以上（左右25回以上）押し戻しを繰り返し、内容物を混和	混和のスピードをあまり早くしないように注意
	内容物を赤いシリンジに移動後、ブラックミニチップの取り付け	専用チップのみを使用し、ホワイトニングジェルの流動性を確認
	ペーストを0.5〜1.0mmの厚さで歯面塗布	塗布後5分間経過したのち、光照射器を用いて3分間光線照射、その後、約7分間静置
	バキュームアダプターと SST チップを用いて吸引	バキュームアダプターは各社ユニットへの適合を確認（KaVo、デンツプライシロナ、モリタのユニットには変換アダプターを使用）
	塗布操作を繰り返す	最大3回まで
	十分な洗浄、歯肉保護レジンの除去	ホワイトニングジェルを吸引してから洗浄
④術後の管理	ホワイトニング効果の確認	口腔内写真撮影
	エナメラストの塗布	薄くムラなく塗布。塗布後はその状態を保つ
	知覚過敏について説明	数時間後、過敏が発現する可能性があること、その際の対処法（歯磨剤の選択）を説明
	メインテナンスとタッチアップ	継続した来院（3〜6ヵ月間隔）と必要に応じた PMTC、あるいはタッチアップの実施

（Ultradent Japan）の適用を推奨している（図2a、b）。

　これは、痛みが少なく快適なホワイトニングを実施するためにも、大切な臨床ステップと考えている。トレイタイプを用いた装着時間は30分程度を目安として患者に指示する。その後、薬液の除去を兼ねて、フッ化物含有PMTCペーストを用いた歯面清掃を行う（図2c）。

　アンブレラ（Ultradent Japan）などの口唇排除器具を用いるとともに、アイソブロック（Ultradent Japan：図2d）を口腔内に挿入して、オフィスホワイトニング期間における環境の安定を図る。患者には、アイソブロックを臼歯部で軽く噛むように指示し、開口状態を保ち、歯面とともに周囲歯肉を洗浄した後、十分に乾燥させる。

②歯肉保護

　歯肉保護のために、ブラックミニチップ（Ultradent Japan）を装着、歯頸線に沿ってオパールダムグリーン（Ultradent Japan）の塗布を行う。塗布の目安としては、歯肉縁に沿って幅4～6㎜で、厚み1.5～2.0㎜とするが、このとき歯肉縁を越えて0.5㎜エナメル質を覆うように塗布する。照射器チップ先端を塗布面から約1cm離し、塗布面を歯列全体で20秒間移動照射し、その後、探針などを用いて硬化状態を確認する（図2e、f）。

③ホワイトニング材の練和・塗布

　オパールエッセンスBOOSTの練和に際しては、シリンジの接合部に緩みがないかを確実にチェックすることから始める。そして、透明な小プランジャーを押し込み、さらにすべての液体を赤色シリンジに押し込む（図3a～d）。その後、左右のプランジャーを交互に50回以上（左右25回ずつ以上）押し戻しを繰り返して練和するが、このときのスピードをあまり早くしないようにする。練和されたホワイトニングジェルを赤シリンジに移動させた状態で透明シリンジを取り除き、ブラックミニチップを取り付け、チップ先端からの流動性を確認する（図3e～h）。

　ホワイトニングジェルを0.5～1.0㎜の厚さで歯面に塗布し、5分経過した後に3分間移動照射し、その後7分間放置する（図4a）。ホワイトニングジェルは水洗せずに、バキュームアダプターとSSTチップ（Ultradent Japan）を用いて吸引する（図4b）。この塗布と除去を、最大で3回まで繰り返し、歯面を水洗した後に、オパールダムグリーンを取り除く（図4c）。

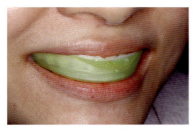
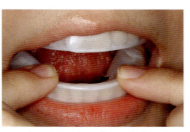
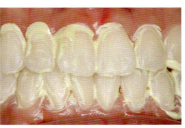

a：ウルトライーズの装着。上顎に続いて下顎に適用する

b：ウルトライーズのアウタートレイを外し、インナートレイを適合させる

c：歯面清掃を行う。このとき、フッ化物含有PMTCペーストを用いる

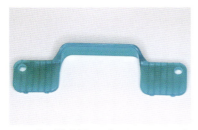
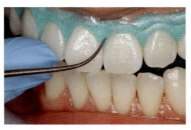
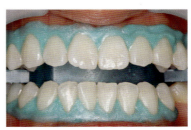

d：嚥下防止用にデンタルフロスを巻き付けたアイソブロックを口腔内に挿入し、軽く噛ませる

e：オパールダムグリーンを塗布し、歯肉を保護する。照射後に、確実に硬化しているかを探針で確認する

f：歯肉縁に沿って幅4〜6mm、厚み1.5〜2.0mm状に塗布する。その際、歯肉縁を越えて0.5mmエナメル質を覆うようにする

図❷　オパールエッセンスBOOSTを歯面に塗布する際の前準備

④術後の管理

①〜③を終え、ホワイトニングの効果を判定しつつ、術前の口腔内との比較を行う。

オパールエッセンスBOOSTの臨床評価

当講座では、2018年からオパールエッセンスBOOSTを用いた長期臨床評価を行い、その予後について検討を加えている[1]。オパールエッセンスBOOST塗布後の光線照射の有無については、光線照射を行う場合は5分間放置した後、3分間光線照射し、さらに7分間放置している。また、光線照射を行わない場合は20分間放置している。

長期臨床評価として、この施術を3回繰り返し、術直後および術後6ヵ月における術前との色調変化を歯科用分光光度計を用いて検討した。その結果、オフィスホワイトニング前と術直後の色差は、光線照射の有無にかかわらず約3.5であり、さらに術後6ヵ月でも約3.0と、JISが定めるホワイトニング効果の基準（色差2.0以上）を上回るものであった。

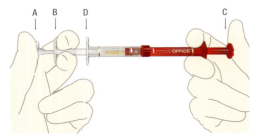

a：左右のシリンジ（赤および透明）が緩みなく確実に接続されているかを確認する

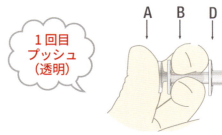

b：シリンジ（透明）の小プランジャー（A）を押し込み、中プランジャー（B）の内容物をシリンジ（透明）内に注入する。（A／B）がぴったり重なり合うまで押す

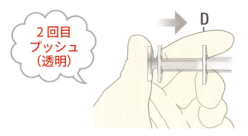

c：続いてシリンジ（透明）の八角形フランジ（D）を保持しプランジャー（A／B）を再度数mm程度押し込む。シリンジ（透明）内のすべての赤い液体をシリンジ（赤）へと移動させる

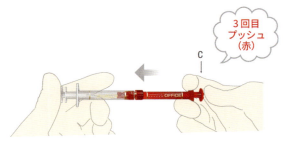

d：シリンジ（赤）のプランジャー（C）を押し込み、内容物をシリンジ（透明）内へ移す

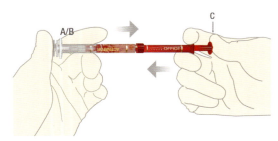

e：シリンジ（透明）のプランジャー（A／B）を押し込み、内容物をシリンジ（赤）内へ移す

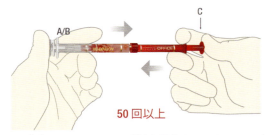

f：完全にホワイトニング材を混合させるために、左右のプランジャーを交互に50回以上（左右25回以上）押し戻しを繰り返し、内容物を練和させる

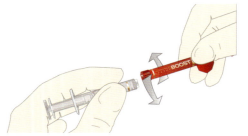

g：内容物をすべてシリンジ（赤）内へ移動させた状態でシリンジ（透明）を取り外す

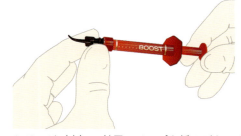

h：シリンジ（赤）に付属のチップを緩みがないように取り付ける

図❸　オパールエッセンス BOOST の練和法（メーカー資料より引用）

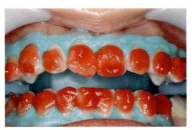
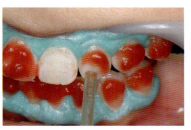
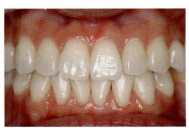

a：ブラックミニチップをシリンジ先端に装着し、ホワイトニングジェルを塗布する

b：所定の時間が経過した後に、ホワイトニングジェルを吸引する。その後、再度ホワイトニングジェルを塗布する

c：ホワイトニングを終了する

図❹　オパールエッセンス BOOST の歯面への塗布

　また、明度の指標であるL値は、光線照射の有無にかかわらず上昇し、黄色味の指標であるb値は低下した。したがって、オパールエッセンス BOOST の使用に際しては、"光線照射なし"でも確実なホワイトニング効果が得られることが裏付けられている。

デュアルホワイトニング

　オフィスホワイトニングとホームホワイトニングを併用するデュアルホワイトニングは、短期間で目的の効果を得る意味でも実施が推奨される[2]。

　その背景には、ユニバーサルトレーを採用したオパールエッセンス Go（Ultradent Japan）が発売されたことが挙げられる。カスタムトレーを製作するステップが除かれ、オフィスホワイトニングを行った翌日から、ホームホワイトニングが可能となった。これにより、デュアルホワイトニングを患者に提案しやすくなったことは確かである。

【参考文献】

1）Tsujimoto A, Jurado CA, Sayed ME, Fischer NG, Takamizawa T, Latta MA, Miyazaki M, Garcia-Godoy F: Influence of light irradiation for in-office tooth whitening: A randomized clinical study. Am J Dent, 34（4）: 201-204, 2021.

2）Takamizawa T, Aoki R, Saegusa M, Hirokane E, Shoji M, Yokoyama M, Kamimoto A, Miyazaki M: Whitening efficacy and tooth sensitivity in a combined in-office and at-home whitening protocol: A randomized controlled clinical trial. J Esthet Restor Dent, 35（6）: 821-833, 2023.

2-7

ホーム・オフィス・デュアルホワイトニングの臨床評価

症例1
デュアルホワイトニングで確実な
ホワイトニング効果を得る

　ホワイトニングに興味があるということで、当院を訪れた28歳の女性（**図1a**）。できるだけ自然で、きれいな歯になりたいと希望した。ムラのない自然な白さとともに、できるだけ白さを維持したいという要望もあったところから、デュアルホワイトニングを行うこととした。

　コンサルテーション後にPMTCを行い、オパールエッセンスBOOSTを製造者指示に従って3セッション使用した（**図1b**）。その後、過酸化水素6％含有のホームホワイトニング材であるオパールエッセンスGoの取り扱い法を説明し、5回分を渡して初日のホワイトニング治療を終了した。

　次回来院時、すなわちホームホワイトニングを5回終了した時点では、歯の色調もずいぶんと落ち着いたものとなっていた（**図1c**）。この間、とくに知覚過敏などの症状はなかったという。そこで、PMTC後にオパールエッセンスBOOSTを用いたオフィスホワイトニングを3セッション行った（**図1d**）。知覚過敏が生じた場合にはウルトライーズを装着するよう指示して、追加のオパールエッセンスGoを5回分渡した。

　3回目の来院時には歯の明度も上昇し、患者の満足度も高かった（**図1e**）。その後、最終的なオフィスホワイトニングを行い、メインテナンスに移行した（**図1f**）。

　メインテナンス6ヵ月後においては、ホワイトニング終了時からの変化はほぼ認められず、良好な経過を示していた（**図1g**）。

　その後、1年経過したが、肉眼ではほとんど変化が認められず、患者も十分に満足していた（**図1h**）。そのため、現状としてはタッチアップが不要であると判断した。

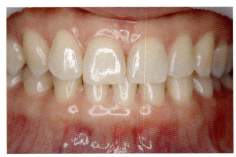

a：ホワイトニングを希望して来院した28歳の女性の初診時

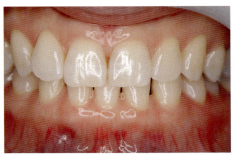

b：コンサルテーション後にオフィスホワイトニングを実施した

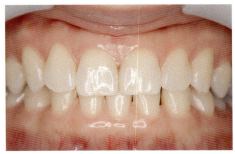

c：ホームホワイトニングを5回行った後に来院した

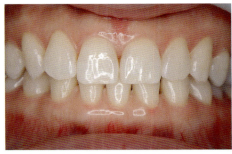

d：知覚過敏などの不快事項がないことを確認し、オフィスホワイトニングを行った

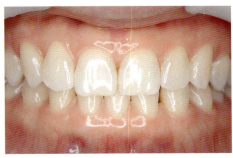

e：さらに5回のホームホワイトニングを実施した

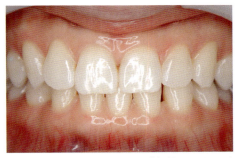

f：オフィスホワイトニングを行い、ホワイトニング処置を終了する。患者の満足度は高かった

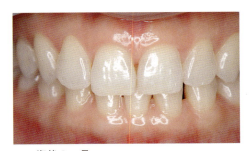

g：術後6ヵ月

図❶　デュアルホワイトニングが奏効した症例

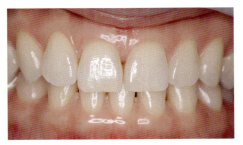

h：術後1年

症例2
ホワイトニング効果の限界を知ることも大切

　　テトラサイクリンの服用を原因とした変色歯を主訴として来院した、32歳の女性（**図2**）。患者本人は、歯質の切削は望んでおらず、歯質保存的な生活歯のホワイトニングを希望していた。患者に対しては、生活歯のホワイトニングを行うにはかなりハードルの高い症例であることを説明した。

　　医療ホワイトニングにおけるコンサルテーションに際しては、患者に過度の期待をもたせることは厳に慎むべきである。変色の原因を理解してもらうとともに、生活歯のホワイトニングの限界をよく説明することが大切である。

　　本症例では、幅広いバンディングが認められるとともに、変色の程度が強いことから、効果に関しては患者の理解がかなりの面で重要視される。

　　まずは上顎のみのホームホワイトニングを行った。ホワイトニング期間は2週間で、カスタムトレーを用いた10％過酸化尿素によるホワイトニングであったが、下顎歯列と比較しても色調の改善が認められている（**図3**）。上顎の中切歯および側切歯では、ホワイトニング効果によってバンディングがやや目立つようになったが、犬歯における高いホワイトニング効果が認められた（**図4**）。

　　患者からは、一定の満足を得られた。しかし、ホワイトニング症例の選択に関しては慎重な判断が必要であることと、術前の説明の重要性を改めて認識した症例である。

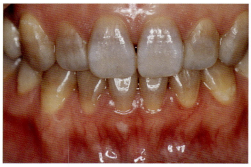

図❷　テトラサイクリンの服用を原因とした変色歯の改善を主訴として来院した、32歳の女性

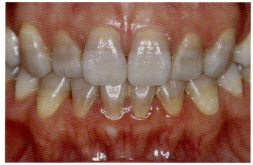

図❸　バンディングが認められるとともに、変色の度合いも強いところから、ホワイトニングの効果も限定される可能性があることを説明してホームホワイトニングを開始した

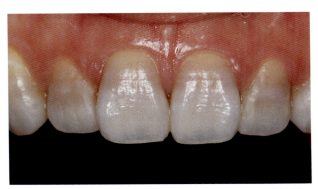

図❹ 術前と比較すると、ある程度のホワイトニング効果は認められるが、患者の期待に応えられたかどうかは術者としても自信がもてていない。いずれにしても、コンサルテーションでの説明が重要であることを示す症例と考えられる

症例3
効果を実感しやすい
オフィスホワイトニングの臨床

　ホワイトニングの手法に関しては、患者の要望や歯科医院の患者マネジメント、あるいは術者の習熟度など、さまざまな因子によって決定される。もちろん、ホワイトニング効果だけを考えると、デュアルホワイトニングが推奨される。しかし、仕事の都合あるいはトレーが気になるなどの理由から、オフィスホワイトニングが選択される症例も少なくない。

　患者の希望もあり、オフィスホワイトニングを行うこととした、31歳、女性の症例を供覧する（図5）。歯肉保護を行った後に、オパールエッセンスBOOSTを3セッション行うこととした。通常は上下顎で同時に行うことが多いが、本症例では上顎のみの施術とした。そのため、1回のセッションは、5分間放置、1.5分間光照射、その後7分間放置とした（図6）。

　本症例であえて上顎のみホワイトニングを行った理由は、施術後に下顎の歯列との色調の違いを、患者に認識させやすくするためである（図7）。このようにすれば、カメラなどの画像とともに、自分の口腔内でホワイトニング効果を実感できる。その後、シェードタブを用いて明度の変化を記録することで、オフィスホワイトニングの効果を実感できるはずである（図8）。

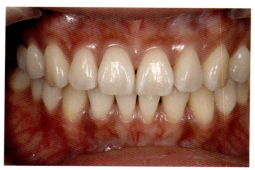

図❺ 31歳の女性。矯正治療後にホワイトニングを希望した

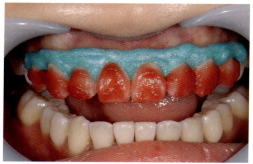

図❻ オパールエッセンス BOOST を用いてオフィスホワイトニングを行う。まず、上顎のみに限定して実施する

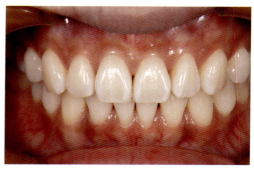

図❼ ホワイトニング終了後、患者に鏡を持たせ、上下顎における明度の違いを実感してもらう

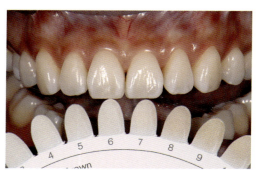

図❽ ホワイトニング効果の客観的な指標として、シェードタブを用いて記録することも大切である

症例4
ホワイトニングの長期臨床を考える

　どのような治療も、治療後のメインテナンスが重要である。定期的な口腔清掃状態のチェックとともに、必要に応じておもに PMTC を実施し、生活習慣あるいは食習慣の変化などにも目を向ける必要がある。さらに、ホワイトニングにおいては、色の後戻りにも目を向けることが欠かせない。必要に応じてタッチアップホワイトニングを実施する。

　本症例で供覧する患者は、変色歯の改善を求めて来院した、当時34歳の女性である。近医で相談したところ、ラミネートベニアを勧められたことから大学病院を訪れたという（図9）。

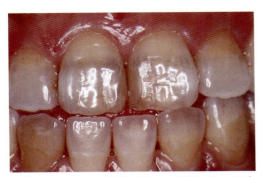
図❾ 歯の変色の改善を望んで来院した、34歳の女性

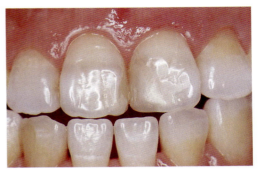
図❿ ホームホワイトニングを行うことによって変色が改善し、歯の明度も極めて高いものとなった

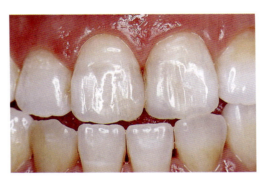
図⓫ 前歯部のコンポジットレジン修復を行った

　変色の原因、治療法を選択するための詳細な説明を行うとともに、とくに生体に対する侵襲の程度や、獲得できるであろう利益と不利益について理解を得ることが大切である。

　本症例では、ホームホワイトニングの実施で変色に対応することとした。患者本人は、ホワイトニング効果に大きな期待を抱くものであるが、これに関しては控えめに説明しながら、到達目標を設定した。

　患者には毎日ホワイトニングを行うように指示し、1週間後の来院時には、すでに効果が認められ始めた。計画していた2週間のホワイトニングを終了したが、患者の希望もあったところから、さらに1週間継続することとした（図10）。

　ホワイトニング終了から2週間経過後、前歯部のコンポジットレジン修復を行った（図11）。これは、ホワイトニング直後は、過酸化水素から生じた酸素の

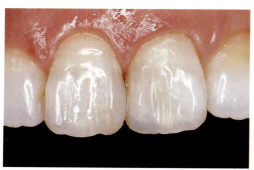

図⓬　修復から2年経過。タッチアップホワイトニングを実施。ホワイトニングとともにコンポジットレジン修復を行ったことで審美的な口腔内の状態が維持されている

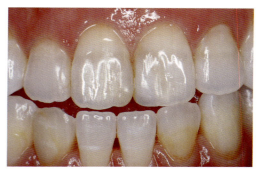

図⓭　10年以上経過したものの、年2回のメインテナンスを継続することで、良好な口腔内の状況を保っている

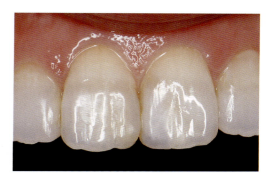

図⓮　コンポジットレジン修復物の色調を指標として、これよりも明度が低くなった際にタッチアップホワイトニングを行う

　影響でレジン成分の重合が阻害され、歯質接着性が低下してしまうためである。さらに、ホワイトニングされた歯の色調（とくに明度）が落ち着く期間が2週間程度であることも、その理由である。この症例では、2年経過した時点でタッチアップを行った（図12）。

　現在、10年以上経過しているが、年2回のメインテナンスを継続している。タッチアップホワイトニングは、2〜3年に1回、患者の求めに応じて実施している（図13、14）。

2-8

不快事項の少ないホワイトニングの実際と今後の展望

知覚過敏の発症

一般的に知覚過敏は、摩耗、咬耗、破折あるいは tooth wear などによって象牙質表面が露出するとともに、物理的あるいは化学的刺激が関与しているとされる。一方、歯肉退縮による根面露出が認められない症例でも知覚過敏を訴える場合があるが、その一例が生活歯のホワイトニングである。ホワイトニングに伴う知覚過敏の発症率は10〜60％とされている。

知覚過敏を生じる際の特徴として、ホワイトニングの初期に、一過性で1本ないし数本の歯に限局して起こる鋭い痛みが挙げられる。知覚過敏の発症は、ホワイトニング処置中から処置後48時間までにみられ、処置後1〜6時間という比較的早期にも現れる[1]。

知覚過敏発症機序の諸説[2]

知覚過敏の発症機序には、象牙細管内神経分布説、象牙芽細胞受容器説、動水力学説あるいは知覚受容複合体説が挙げられる。このうち、動水力学説が一般的な機序として用いられている。しかし、象牙質への刺激によって生じる痛みのすべてを、動水力学説で説明することは困難である。

「1-2 ホワイトニングのメカニズム」（P.15〜21）でも触れたように、最近では Odontoblast Hydrodynamic Receptor Theory[3] が注目されている。この説は、象牙質に加えられた外部刺激によって、象牙芽細胞の機械的感受性の高い Transient receptor potential（TRP）チャネルが活性化され、細胞内の Ca^{2+} 濃度を上昇させる。これに伴って、パネキシン（PANX-1）が活性化され、象牙芽細胞外に ATP（アデノシン三リン酸）を放出することで、歯髄神経が活性化されて象牙質の痛みが発生するというものである。生活歯のホワイトニングで生じる知覚過敏については、過酸化水素に対して感受性を有するチャネルとして TRPA1 が関与している可能性が指摘されている[4]。

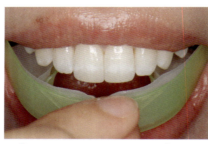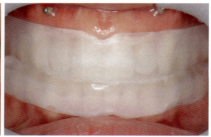

図❶　オパールエッセンス Go（Ultradent Japan）。トレータイプのホワイトニングで、知覚過敏を緩和する

知覚過敏への対応

　処置に用いられる知覚過敏抑制材は、作用機序によって分類される[5]。ホワイトニングに用いる知覚過敏抑制材は、ホワイトニング効果を阻害することなく、しかも審美的であることが望まれる。ホワイトニング治療に用いられる製品の成分、原理、効果あるいは特徴などを**表1**（P.76〜77）にまとめた。多くの製品が知覚過敏抑制効果を有している。

1．知覚の鈍麻
　カリウムイオンは、歯髄神経の脱分極を起こすことで活動電位を不活性化する（イオンバリアー効果）[6]。この効果は、歯磨剤への硝酸カリウム含有の有無が、知覚過敏の緩和に及ぼす影響を臨床的に検討した報告でもあきらかにされている[7]。ホワイトニング用に、トレータイプ（**図1**）やシリンジタイプが市販されている。

2．凝固による象牙細管封鎖
　グルタラールと親水性に優れた HEMA との混合溶液によって、タンパクを凝固して強固な被膜を形成することで象牙細管を封鎖するものである。塗布が容易で、歯質を着色させることもなく、その後の修復処置において接着性を損なうこともないとされている。

3．析出物による象牙細管封鎖
　シュウ酸は、象牙質のカルシウムと反応して象牙細管内にシュウ酸カルシウム結晶を析出する。このように、シュウ酸カリウムは象牙細管栓塞という特性とともに、象牙質内神経の興奮抑制という特性を併せもっていることから、知覚過敏抑制に頻用されている。
　高濃度のフッ化物イオン（22,600ppm）は、歯質との反応生成物としてフッ化カルシウムを生成する。さらに、合成ロジン成分を含有することで歯面に長時間

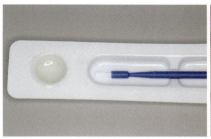
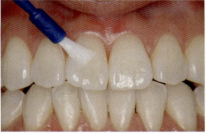

図❷　エナメラスト（Ultradent Japan）。高濃度のフッ化物イオンと歯質が反応して生じるフッ化カルシウムによって、知覚過敏を抑制する

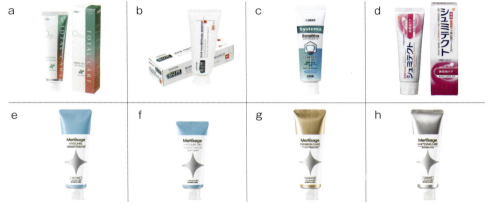

図❸　知覚過敏予防効果を有する歯科医院専売の歯磨剤
a：おとなのトータルケア歯みがきジェル（ジーシー）、b：ガム・プロズ デンタルジェル センシティブ（サンスター）、c：Systema センシティブ（ライオン歯科材）、d：シュミテクト歯周病ケア 高濃度フッ素配合（グラクソ・スミスクライン）、e：メルサージュ ヒスケア（松風）、f：メルサージュ ヒスケア ジェル（松風）、g：メルサージュ プレミアムケア（松風）、h：メルサージュ ホワイトニングケア（松風）

滞留するとともに、フッ化物の効果を高める製品として販売されている（図2）。

4．薄膜形成による象牙細管封鎖

　レジン系コーティング材は、物理的に象牙細管を封鎖する製品がほとんどである。一方で、シュウ酸やフッ化物あるいはイオン徐放性フィラーを含有することで、知覚過敏抑制効果を高めることを企図した製品もある。ホワイトニング効果を減弱させることなく、知覚過敏を抑制する効果が期待されている。

セルフケアによる知覚過敏への対応

1．歯磨剤

　歯磨剤の使用は、象牙質知覚過敏の予防ならびに抑制のためのセルフケアとして、一般的に行われている（図3）。知覚過敏抑制に対する薬用成分としては、

表❶ ホワイトニング治療に用いられる製品の成分、原理、効果、特徴

製品名	製品写真	製造／販売	成　分	原　理
ウルトライーズ		Ultradent Products／Ultradent Japan	硝酸カリウム、フッ化ナトリウム、グリセリン、その他（フッ化物イオン濃度1,130ppm）	知覚の鈍麻
グルーマディセンシタイザー		クルツァー　ジャパン	メタクリル酸2-ヒドロキシエチル（HEMA）、グルタールアルデヒド、精製水	凝固による象牙細管封鎖
デセンシー		日本歯科薬品	メタクリル酸2-ヒドロキシエチル（HEMA）、グルタラール、精製水	凝固による象牙細管封鎖
スーパーシール5秒		Phoenix Dental／モリムラ	シュウ酸、その他	析出物による象牙細管封鎖
エナメラスト		Ultradent Products／Ultradent Japan	フッ化ナトリウム、水添ロジン酸メチル、エタノール、フレーバー（フッ化物イオン濃度22,600ppm）	・析出物による象牙細管封鎖・歯質の強化
クリンプロ ホワイトバーニッシュ F		スリーエムヘルスケア ジャパン	ロジン、溶媒、フッ化ナトリウム、その他（フッ化物イオン濃度22,600ppm）	・析出物による象牙細管封鎖・歯質の強化
MS コートHysブロックジェル		サンメディカル	メタクリル酸メチル／スチレンスルホン酸共重合体、シュウ酸、水、フッ化ナトリウム、pH調整剤（カリウム塩）、増粘剤、その他	薄膜形成による象牙細管封鎖
MS コート ONE		サンメディカル	メタクリル酸メチル／スチレンスルホン酸共重合体、シュウ酸、水、フッ化ナトリウム、pH調整剤（カリウム塩）、増粘剤、その他	薄膜形成による象牙細管封鎖

効　果	特　徴
硝酸カリウムが象牙細管を封鎖して知覚過敏を抑制・緩和する	・シリンジタイプは、ホワイトニングで作製したカスタムトレーをそのまま使用可能で、カスタムトレーの知覚過敏発症部位にウルトライーズを適量注入し、歯列に装着する簡便さを有している ・トレータイプは、あらかじめ抑制材がトレーに塗布された簡易型で、口腔内温度によりトレーが歯列に合わせて変形し、フィット感を得られる
血漿タンパクの凝集作用により象牙細管を封鎖。過敏の原因となる象牙細管内液の流れを抑制し、象牙質の知覚過敏を抑制する	・直接、象牙細管に浸透作用して知覚を遮断 ・簡単な操作で即効性があり、また効果が持続する。着色や接着阻害を起こさないため、広く応用可能
グルタラールが象牙細管中の血清アルブミンと反応して沈殿を生じ、この反応によりメタクリル酸2-ヒドロキシエチルの重合が誘導される。その結果、象牙細管が封鎖され、知覚過敏を抑制する	・HEMA とグルタラールが象牙細管内容液と反応し、開口した象牙細管を封鎖する ・1液性のため操作も簡単で、歯の着色もなく、接着・合着を阻害しないためにさまざまなケースに適用可能
シュウ酸が象牙質、エナメル質もしくはセメント質のハイドロキシアパタイトと反応し、シュウ酸カルシウムの結晶を象牙細管内に生成する。その結果、象牙細管を封鎖して、知覚過敏の原因因子である細管液の移動を制止させることにより、知覚過敏症を抑制する。	・即効性・簡単操作・多用性を兼ね備えた知覚過敏抑制材料であり、象牙質が露出しているすべての部位のみならず、エナメル質上のマイクロクラックやエナメル葉に適用可能 ・生体親和性に優れたシュウ酸ベースの本品は歯肉縁下での使用も可能であり、さらには象牙質表面に被膜を形成しないため接着・合着を阻害しない。そのため、充填処置前、窩洞形成後、支台歯への適用も可能
フッ化ナトリウムが歯質のカルシウム成分に作用してフッ化物を生成し、主成分のレジンとともに保護被膜を形成する。この被膜が歯質表面および象牙細管や象牙質に至る微小亀裂の内部を緊密に封鎖し、知覚過敏を抑制する	・バーニッシュとして長期的に塗布面に停滞するようレジンとフッ化ナトリウムを独自製造方法で調合。粘性がほどよく、付属のチップ／ブラシで塗布することでスムーズな仕上がりになり、塗布直後でも快適に過ごせる ・フレーバーはウォルターベリーで老若男女問わず好まれる味。シリンジタイプとユニドースタイプの2種類からデリバリー方法が選べる
水分および唾液により活性化され、固化したバーニッシュのコーティング層が象牙細管を機械的に閉塞する。そして、象牙細管内や歯質表面において析出したフッ化カルシウム沈殿による耐酸性のバリアを形成して、知覚過敏抑制作用を発現する	・フッ化ナトリウム、リン酸三カルシウム（fTCP）を含み、コーティング層からフッ素イオン、リン酸イオンおよびカルシウムイオンが徐々に溶出することで象牙細管を封鎖し、知覚過敏を抑制 ・フッ化物を最大24時間継続的に放出し、露出根面、初期う蝕、酸蝕傾向のあるう蝕リスクの高い部位など、幅広い知覚過敏症例に使用可能。水洗、乾燥、冷蔵保管が不要で3種のフレーバーから選択できる
スルホン酸基を有する共重合体とシュウ酸が同時に歯質のカルシウム成分と化学反応して、シュウ酸カルシウム結晶を含む高分子保護被膜を形成する。フッ化物およびカリウム塩も取り込んだこの強固な被膜によって歯質表面および象牙細管や象牙質に至る微小亀裂の内部を緊密に封鎖する	・ダイレクトにピンポイント塗布が可能で、擦り塗り不要なため歯面に留まりやすいジェルタイプ。MS コートシリーズの高い知覚過敏抑制効果を継承し、さらにカリウム塩を配合 ・フッ化ナトリウムによる耐酸性効果で、適用歯面の酸による脱灰を抑制
エマルションとしてナノサイズまで微粒子化し、分散した共重合体のスルホン酸基ならびに溶解したシュウ酸が、同時に歯質に存在するカルシウム成分と化学反応して沈着し、シュウ酸カルシウム結晶を含んで一体化した高分子保護被膜を形成。歯質表面のみならず象牙細管や象牙質に至る微小亀裂の内部を緊密に封鎖する	・簡単操作で痛みを抑える知覚過敏抑制材。ナノサイズ MS ポリマーとシュウ酸が歯質のカルシウムと反応し、保護被膜を形成して象牙細管を緊密に封鎖 ・ホワイトニング前の知覚過敏予防、ホワイトニング後の知覚過敏にも高い効果が期待できる。付属品も充実し、フェルトチップは擦り塗り操作を容易にする

硝酸カリウムおよび乳酸アルミニウムが知覚鈍麻と象牙細管にそれぞれ関連した成分となる。これ以外に、歯質を強化する成分としてフッ化ナトリウムなどのフッ化物が配合されている。

2. CPP-ACP ペーストの応用

CPP-ACP を含有するペーストは、綿棒などを用いて歯面に塗布するという簡便な操作性を有している。さらに、カスタムトレーを製作し、これにペーストを填入して一定時間口腔内に保持させる方法も行われている。

3. シュウ酸カリウム＋フッ化ナトリウム含有ジェル

シリンジタイプとトレータイプとして販売されている。シリンジタイプはカスタムトレーの知覚過敏部位にジェルを適量注入し、歯列に装着する。トレータイプは、ユニバーサルトレーを用いており、これを歯列に装着してアウタートレーを取り外し、マウスフィルムのみを口腔内温度によって密着させるものである。これらをオフィスホワイトニング前に使用することで、ホワイトニング効果を減弱させることなく、しかも知覚過敏の発症を抑制できたことが報告されている[8]。

ホワイトニングのさらなる展開

ホワイトニング処置に伴う知覚過敏症に関しては、その発症機序についても徐々にではあるが解明が進んでいる。したがって、その対処法に関する新たな治療法が確立されることが期待される。いずれにしても、痛みは不快であり、QOL に少なからずの影響を及ぼすものとなる。したがって、快適な生活歯のホワイトニングを行うことは、臨床における重要事項といえる。

痛みが少ないことはもちろんであるが、短時間・短期間で効果を得たいという希望は多くある。そのために、ホワイトニング材の濃度を高める、あるいはホワイトニング材の歯質への浸透を向上させる試みがなされている。

また、オフィスホワイトニングにおいては、濃度を上げることによって光線照射を必要としない製品も、近いうちに認可されるものと期待されている。

生活歯のホワイトニングは、多くの国民が望んでいる治療のひとつとなっている。このことを認識するとともに、快適なホワイトニング治療を行うことが、これからも求められるであろう。

【参考文献】

1) Costa R, Moraes S, Lemos C, SoutoMaior JR, Vasconcelos BDE, Pellizzer EP: Effect of analgesic drugs on tooth sensitivity induced by in-office dental bleaching: A systematic review and meta-analysis. Oper Dent, 45（2）: e66-e76, 2020.

2) Liu XX, Tenenbaum HC, Wilder RS, Quock R, Hewlett ER, Ren YF: Pathogenesis, diagnosis and management of dentin hypersensitivity: An evidence-based overview for dental practitioners. BMC Oral Health, 20（1）: 220, 2020.

3) Shibukawa Y, Sato M, Kimura M, Sobhan U, Shimada M, Nishiyama A, Kawaguchi A, Soya M, Kuroda H, Katakura A, Ichinohe T, Tazaki M: Odontoblasts as sensory receptors: transient receptor potential channels, pannexin-1, and ionotropic ATP receptors mediate intercellular odontoblast-neuron signal transduction. Pflugers Arch, 467（4）: 843-863, 2015.

4) Markowitz K. Pretty painful: Why does tooth bleaching hurt?. Med Hypotheses, 74（5）: 835-840, 2010.

5) Moraschini V, da Costa LS, Dos Santos GO: Effectiveness for dentin hypersensitivity treatment of non-carious cervical lesions: a meta-analysis. Clin Oral Investig, 22（2）: 617-631, 2018.

6) Peacock JM, Orchardson R: E ffects of potassium ions on action potential conduction in A- and C-fibers of rat spinal nerves. J Dent Res, 74（2）: 634-641, 1995.

7) Nagata T, Ishida H, Shinohara H, Nishikawa S, Kasahara S, Wakano Y, Daigen S, Troullos ES: Clinical evaluation of a potassium nitrate dentifrice for the treatment of dentinal hypersensitivity. J Clin Periodontol, 21（3）: 217-221, 1994.

8) Martins LM, Lima E Souza LA, Sutil E, da Silva LM, Silva J, Reis A, Loguercio AD: Clinical effects of desensitizing prefilled disposable trays in in-office bleaching: A randomized single-blind clinical trial. Oper Dent, 45（1）: e1-e10, 2020.

Whitening as medical treatment

chapter 3

Q & A

Q1

ホワイトニングの適応年齢は?

A1

過酸化水素を用いることから、若年者に対する使用に関しては、十分な配慮が必要となる。

　ホワイトニングを行う患者の年齢に関しては、とくに若年者についてどのように対応すべきかが議論となる。過酸化水素が透過しやすい幼若永久歯では、これが歯髄組織に及ぼす影響も軽視できないからである[1]。

　過酸化水素に関して、英国の General Dental Council（全国医事協議会）では、「ホワイトニング製品として0.1％から6％までの濃度について、疾患の治療あるいは予防を目的としたものを除いて18歳未満の者には用いてはならない」としている。

　欧州における過酸化水素の使用制限は厳しく、6％以上の過酸化水素を含有するホワイトニング製品は違法とされている。また、American Academy of Pediatric Dentistry（米国小児歯科学会）は、若年層に対するホワイトニング治療の必要性を認めつつも、十分な治療計画の立案とともに、実施にあたっては慎重な姿勢を求めている[2]。さらに、混合歯列および乳歯列の患者に対して、審美性の向上を目的としたホワイトニングは推奨していない[3]。

　これらのことからも、若年者を対象としたホワイトニングに関しては、その必要性とともに、得られる効果と不利益を十分に考慮することが必要と考えられる。

　ホワイトニング効果と年齢との関係については、ホワイトニング剤の歯質への浸透性ならびに拡散性が重要となる。この観点から、石灰化の程度が高齢者の歯質と比較して低い若年者の歯質では、透過性ならびに拡散性が高くなるため、ホ

ワイトニング効果が比較的得られやすいと考えられる[4]。

　もちろん、高齢者であったとしても、デュアルホワイトニングを行うことによって確実なホワイトニング効果が得られるため、一概に年齢が高いことが障壁になるとはいえない。

　若年者と比較すると、石灰化の程度が進んだ歯質を有する高齢者では、ホワイトニング効果を得るために、ホワイトニングの回数あるいは期間が長めとなるとされている。

　一方、高齢とはいっても、まだまだ元気に毎日の生活を謳歌されている患者も多く、口元の美しさにもこだわりをもっているものである。とくに高齢者にとって、白くて美しい歯をもつことは、生活の質を向上させ、毎日の生活をアクティブに過ごすことにも繋がるものと考えられる。

　ホワイトニングという治療法によって、「年齢を経ているのだから歯が黄色くなる、あるいはくすんだ色調になるのは当然である」という従来の考え方から一歩進み、より積極的に毎日を過ごすことが可能となるはずである。そこで、20〜30代の患者だけではなく、ぜひとも高齢者にホワイトニング治療を紹介し、これを行うよう推奨していただきたいものである。

【参考文献】

1) Greenwall-Cohen J, et al: Tooth whitening for the under-18-year-old patient. Br Dent J, 225 (1) : 19-26, 2018.
2) General Dental Council: Considering tooth whitening? What you need to know before committing to treatment. https://www.gdc-uk.org/docs/default-source/information-standards-and-guidance/tooth-whitening-and-illegal-practice/considering-tooth-whitening7cbc794f2c5242ce9d57b2e6bed6b8af.pdf?sfvrsn=80cbb638_7（2024年11月28日最終アクセス）
3) American Academy of Pediatric Dentistry: Policy on the use of dental bleaching for child and adolescent patients. The reference manual of pediatric dentistry. Pediatr Dent, 38 (6) : 81-83, 2016.
4) Camps J, et al: Time-course diffusion of hydrogen peroxide through human dentin: Clinical significance for young tooth internal bleaching. J Endod, 33 (4) : 455-459, 2007.

Q2

ホワイトニング材の主成分である過酸化水素の安全性は?

A2

歯科治療で用いられる過酸化水素は低濃度であり、比較的安全性は高いものの、高濃度の場合では危険物にあたることを認識すべきである。

　ホワイトニング材の主成分である過酸化水素は、工業原料や漂白剤、洗浄剤あるいは殺菌剤などとして用いられている（**表1**）。高濃度の過酸化水素は強い腐食性をもち、皮膚に付着すると痛みを伴う白斑が生じる。一方、食品関係では漂白あるいは容器の殺菌などに用いられており、医療用としてはオキシドールとして外用消毒剤に用いられている。

　ホームホワイトニングで生じた不快事項の頻度をまとめた報告によれば、27%の患者が不快な味を感じており、同様の割合で口蓋の灼熱感を訴えている。その他の事項としては、喉や歯肉組織の灼熱感あるいは歯の知覚過敏などが挙げられている[1]。これらの不快事項は、そのほとんどがホワイトニングを中断することによって消失している。すなわち、ホワイトニングによって生じる不快事項は一過性のものであり、可逆的なものと考えられる。

　ホワイトニング材の安全性について、15%過酸化尿素が歯肉、口腔粘膜および歯髄に及ぼす影響を動物を用いて検討したところ、変化は認められなかった[2]。しかし、過酸化水素による酸化的ストレスの影響などを含めて、細胞レベルでの検討も必要と考えられている[3]。

　オフィスホワイトニング材を用いて15分間のホワイトニングを3回、1週間の間隔を置いて実施した後に、歯肉組織ならびに口唇の細胞における"小核"*の存

*小核とは、DNAの切断や染色体分裂の異常などによって細胞分裂が起こった際、一部の染色体が細胞質中に取り残されることで生じるものである

表❶　過酸化水素の用途

製紙・パルプ	パルプの漂白、古紙の脱インク漂白
繊維	天然繊維、合成繊維等の漂白
化学工業	過酸化物の原料、有機化合物の原料
電子工業	半導体のプリント基板のエッチング・洗浄
公害処理	下水処理・工場排水処理（脱臭、殺菌、脱色）
鉱業	製錬工程における金属の酸化
金属仕上	金属類の表面処理、メッキ液の浄化
木材	木材、化粧板の漂白
食品	漂白、食品製造設備の殺菌、容器の殺菌
医薬品	オキシドール

在、知覚過敏ならびにホワイトニング効果についての検討もされている。その結果、オフィスホワイトニングが歯肉や唇の組織にDNA損傷を誘発することはなく、適切なホワイトニング効果が得られるものとされている[4]。

　これまで、ホームホワイトニングを行うことによって、歯肉の健康状態が改善した例がいくつか報告されている[5]。これには、過酸化尿素が細菌の増殖を抑制することや、そして患者が自身の口腔内への関心を高めた結果、口腔衛生状態が改善したことなどが関連しているとされている。

　生活歯のホワイトニングは、製造者指示に従って行うことで、安全であるとともに有益な治療効果が得られると考えられている。

【参考文献】

1）Howard WR: Patient-applied tooth whiteners. J Am Dent Assoc, 123（2）: 57-60, 1992.

2）Nam SH, et al: The whitening effect and histological safety of nonthermal atmospheric plasma inducing tooth bleaching. Int J Environ Res Public Health, 18（9）: 4714, 2021.

3）Colares VLP, et al: Hydrogen peroxide-based products alter inflammatory and tissue damage-related proteins in the gingival crevicular fluid of healthy volunteers: a randomized trial. Sci Rep, 9（1）: 3457, 2019.

4）Rezende M, et al: Clinical Evaluation of Genotoxicity of In-office Bleaching. Oper Dent, 41（6）: 578-586, 2016.

5）Lazarchik DA, Haywood VB: Use of tray-applied 10 percent carbamide peroxide gels for improving oral health in patients with special-care needs. J Am Dent Assoc, 141（6）: 639-646, 2010.

Q3 ホームホワイトニング材の適切な濃度は？

A3
過酸化尿素では10％の、過酸化水素では6％のホームホワイトニング材が基本となっている。

　生活歯のホワイトニングにおいて、その効果に影響を及ぼす因子としては、①種類（過酸化水素、過酸化尿素）、②濃度、③適用時間、④適用頻度、⑤pH、⑥触媒添加の有無、⑦光線照射の有無などが挙げられる（図1）。

　このうちホームホワイトニング材の濃度に関しては、高いほどホワイトニング効果を早期に獲得できるとされている。これは、化学反応は粒子間の衝突によって生じるため、反応物の濃度が高くなることで衝突の回数も多くなり、反応速度が上昇するからである。

　過酸化尿素濃度が10％の製品と、それ以上の濃度の製品における効果を比較した系統的レビューによれば、濃度が高いもので早期にホワイトニング効果が認められたものの、最終的なホワイトニング効果には濃度の違いによる影響が認められなかったとしている[1]。さらに、知覚過敏の発現頻度とその程度は、濃度が低い製品で頻度が低く、痛みの程度も緩和であったものが、濃度上昇に伴って頻度が高く、程度も強くなる傾向を示している。

　歯髄に到達する過酸化水素量は濃度の上昇に伴って増加するため、知覚過敏を生じる可能性が高くなるとともに、痛みの程度も高まるものと考えられる。

　米国では、ホームホワイトニング材の一例として、過酸化尿素濃度が10％、15％、20％、35％および45％のOpalescence PF（Ultradent Product Inc.）が販売されている。本製品はPFと称されているように、歯質強化のためのフッ化物

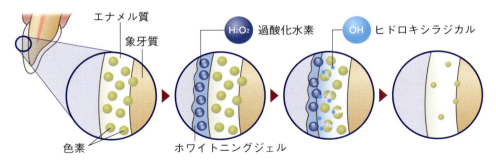

図❶ 歯質表面に塗布されたホワイトニング材から、過酸化水素あるいはラジカルがマイクロクラックあるいは結晶間を浸透・拡散し、有機質の着色物を分解する。その効果には、ホワイトニング材の種類や濃度、pH、光線照射あるいは触媒の添加の影響などが加味される（ジーシーホームページ［https://www.gc.dental/japan/sites/japan.gc.dental/files/documents/2022-05/no136.pdf］より引用改変）

（Fluoride）とともに知覚過敏抑制のために硝酸カリウム（Potassium）が含有されている。さらに、知覚過敏を低減させるために20％程度の水分が含有されているとともに、粘性を向上させる工夫がなされている。

　濃度に関しては、ホワイトニング効果に対する印象が国民性の影響を受ける可能性があるとともに、歯質の厚みの違いが人種の差によって異なることなども考慮すべきであろう。

　いずれにしても、生活歯のホワイトニングを行う際には、不快事項としての知覚過敏の発症状況を考慮して、適切な濃度のホワイトニング剤を選択すべきであろう。

【参考文献】

1) de Geus JL, et al: At-home bleaching with 10% vs more concentrated carbamide peroxide gels: A systematic review and meta-analysis. Oper Dent, 43（4）: E210-E222, 2018.
2) Lima SNL, et al: Evaluation of several clinical parameters after bleaching with hydrogen peroxide at different concentrations: A randomized clinical trial. J Dent, 68: 91-97, 2018.
3) Reis A, et al: Clinical effects of prolonged application time of an in-office bleaching gel. Oper Dent, 36（6）: 590-596, 2011.
4) Martins I, et al: Effectiveness of in-office hydrogen peroxide with two different protocols: A two-center randomized clinical trial. Oper Dent, 43（4）: 353-361, 2018.

Q4

ホワイトニング材が
歯質に及ぼす影響は?

A4

口腔内では歯質の表面が唾液で保護されているとともに、石灰化も期待できるので、肉眼的な変化はないとされている。

　ホワイトニング材の主成分である過酸化水素は、水と共存することでpHが3.5～4.5の状態となる。一方、pHがアルカリ性になることで分解する反応が複雑化し、発生するラジカルの量も増加する[1]。したがって、ホワイトニング材においてもpHが中性から弱アルカリ性であるほうが、歯質に浸透および拡散しやすくなるため、ホワイトニング効果も高くなる。

　販売されているホワイトニング製品のpHを測定した報告では、ホームホワイトニング材では5.66～7.35で、オフィスホワイトニング材では3.63～6.53とされている[2]。エナメル質の臨界pHが5.5程度であるところから、唾液を介在しない条件におけるエナメル質表面は、pHの低いホワイトニング材によっては、脱灰などの影響を受ける可能性がある。

　また、エナメル質は過酸化水素に対して高い透過性を有しており、過酸化水素は象牙質から歯髄腔へと到達する。これによって、歯質の有機質も何らかの影響を受ける可能性もある。しかし、これまでの臨床研究の範囲では、歯質に対する影響は臨床的には観察されるものではなく、生じていたとしても唾液による再石灰化などの効果によって回復すると考えられている[3]。

　最近販売されているホワイトニング材の多くは、そのpHを中性～弱アルカリ性としている製品がほとんどである。また、海外では、フッ化物などを添加する

  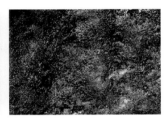

a：コントロール　　　　　b：ホワイトニング材塗布　　　c：人工唾液浸漬

図❶　ホワイトニング材を14日間にわたり1日2時間塗布した群と、人工唾液に14日間浸漬した群のエナメル質表面性状を示す。ホワイトニング材塗布では変化がほとんど認められないものの、人工唾液浸漬群では、表面に石灰化と思われる析出物が認められる

ことで、歯質の石灰化とともに知覚過敏を抑制することを企図した製品も販売されている。

　いずれにしても、臨床的な範囲においては、唾液の介在とともに再石灰化などの影響もあり、ホワイトニング材が直接歯質にダメージを加えることは少ないと考えられる[4]。当講座における検討によっても、歯質への影響がほとんどないことが判明している（図1）。

【参考文献】

1）Wijetunga CL, et al: Effect of pH of bleaching agent on tooth bleaching action in vitro. Dent Mater J, 40（3）: 566-572, 2021.
2）Price RB, et al: The pH of tooth-whitening products. J Can Dent Assoc. J Can Dent Assoc, 66（8）: 421-426, 2000.
3）Alkahtani R, et al: A review on dental whitening. J Dent, 100: 103423, 2020.
4）岩谷いずみ，他：エナメル質漂白に対する再石灰化処理の影響．日歯保存誌，52（1）: 1-11, 2009.

Q5

ホワイトニング材が
歯冠修復物に及ぼす影響は?

A5

修復物への色調変化等の影響はほとんどないものの、歯質接着に関しては考慮が必要である。

　補綴装置に使用されている歯科用合金あるいはセラミックスの機械的性質あるいは色調が、ホワイトニング材によって変化したという報告は、文献渉猟の範囲では認められない。口腔内で使用される薬剤でもあり、口腔組織以外に対する安全性に関しても、製造者は十分な留意を払っているのであろう。

　直接修復に用いられる材料では、機械測色では色調変化が認められたものの、肉眼での確認は難しいとされている[1]。修復材のうちでも、グラスアイオノマーセメントは、ホワイトニング材の塗布によってその表面性状が影響を受ける[2]。これは、グラスアイオノマーセメント硬化物中に水分が含有されていることが大きく関連している。すなわち、この修復材にはホワイトニング材も浸透しやすく、そのために含有成分が影響を受けたものと考えられる。

　コンポジットレジン修復システムの歯質に対する接着性は、ホワイトニング直後では低下するとされている。これは、ホワイトニング材の分解で生じたラジカルあるいは酸素がレジンの重合を阻害し、ボンディング材の機械的性質の低下を招いたためと考えられている（**図1**）。一方、ホワイトニング後の歯質接着性の低下は、抗酸化物の使用によって回復することが示されている[3]。

　ホワイトニングを行う症例において、歯冠修復が行われている場合では、歯質の色調の改善は期待できるものの、歯冠修復物の色調変化は認められない。逆に、

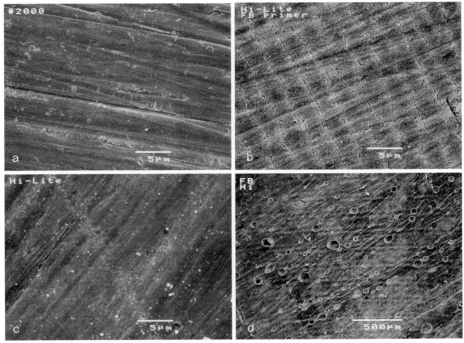

図❶　a：研削エナメル質を、b：Hi-Lite（松風）を用いて3回施術した。c：そのエナメル質面にセルフエッチングプライマーを塗布し、コンポジットレジン充填を行う。d：接着強さ試験後のコンポジットレジン破断面には、気泡が観察された

ホワイトニング後に装着された歯冠修復物に関しては、ホワイトニング後における色調の後戻りの程度を知るための指標として利用可能である。

【参考文献】

1) Attin T, et al: Effect of bleaching on restorative materials and restorations-A systematic review. Dent Mater, 20 (9): 852-861, 2004.
2) Li Q, Yu H, Wang Y: Colour and surface analysis of carbamide peroxide bleaching effects on the dental restorative materials in situ. J Dent, 37 (5): 348-356, 2009.
3) Feiz A, et al: Evaluating the effect of antioxidant agents on shear bond strength of tooth-colored restorative materials after bleaching: A systematic review. J Mech Behav Biomed Mater, 71: 156-164, 2017.

Q6

ホームホワイトニングを効果的に行うポイントは？

A6

トレーデザインとともに、トレーの歯列への適合性が重要なポイントとなる。もちろん、患者が指示に従ってホワイトニングを行うことも大切である。

　ホームホワイトニングを効果的に行うためには、用いるカスタムトレーやホワイトニング材、患者への適切な指導、あるいはホワイトニングを行う患者のコンプライアンスが重要な因子となる（**表1**）。

　ホワイトニングを行う際に、カスタムトレーが歯列に適合していることは重要である。適合不良なカスタムトレーを用いると、間隙から唾液が容易に入り込み、ホワイトニング材が希釈されることで薬剤の効果が減弱する。

　ホームホワイトニングに用いられるトレーは、従来からあるカスタムトレーと、口腔内温度で歯列に適合するユニバーサルトレーがある。

　カスタムトレーにおいては、素材やトレーデザイン、レザボアの有無などに留意が必要である。とくに、ホワイトニング材の効果を高めるためには、レザボアを付与することが推奨される[1]。いずれにしても、カスタムトレーに関しては、歯列への適合性とともに、これを装着する患者の快適さを重視してデザインを選択すべきである。

　ホームホワイトニングの手法は、前述したようにカスタムトレーか、ホワイトニング材がプレフィルドされたユニバーサルトレーを用いるかに分けられる。その選択にあたっては、患者の受け入れを見極めることが重要である。ホームホワ

表❶　ホームホワイトニングでの考慮事項

ホワイトニングトレーに関する事項		
種　類	カスタム	ユニバーサル
カスタムトレーの素材	エチレン酢酸ビニル共重合体（EVA）	水添スチレン・イソプレンブロック共重合体
カスタムトレーの辺縁形態	スキャロップタイプ	トラディショナルタイプ
カスタムトレーのレザボア	あり	なし
カスタムトレーの硬さ	ソフト	ハード
ホワイトニング材に関する事項		
成分・濃度	過酸化尿素（10％、16％）	過酸化水素（6％）
水分量	多い	少ない
粘　性	低粘度（流れやすい）	高粘度（流れにくい）
フレーバー	なし	あり（ミント）
色　調	透明	半透明

イトニングは、あくまでも患者が主体となる治療法であり、患者の個性を尊重して選択することが必要である[2]。

　ホームホワイトニングの効果は、何といってもこれを行う患者のコンプライアンスに依存するところが大きい。術者側としては、患者の「歯を白くしたい」という願いを叶えるために、患者の個性を見極めるとともに、ホームホワイトニングに対するコンプライアンスを高める努力が必要である。

【参考文献】

1 ）Matis BA, et al: A clinical evaluation of a bleaching agent used with and without reservoirs. Oper Dent, 27（1）: 5-11, 2002.

2 ）da Silva Marques DN, et al: Kinetic release of hydrogen peroxide from different whitening products. Eur J Esthet Dent, 7（3）: 344-352, 2012.

Q7 オフィスホワイトニングを効果的に行うポイントは？

A7
オフィスホワイトニング単独で行うよりも、ホームホワイトニングを併用するデュアルホワイトニングが推奨される。

　オフィスホワイトニングを行う際は、歯科用ユニットの占有時間が60〜90分間と比較的長くなる。そのため、オフィスホワイトニングの実施に関しては、歯科医院のユニット台数を含め、治療時間とともに患者数のコントロールなどの総合的判断が欠かせない。もちろん、患者からの要望を大切に、重要視すべきである。

　オフィスホワイトニングは、それぞれの製品の製造者指示に従うことが基本となる。一方、臨床においては、より効果的なホワイトニングプロトコールが求められており、ホワイトニング材の塗布時間あるいは塗布回数については、術者の判断も重要となる。安全性を重視しながらも、効果的であるとともに効率の高い術式が求められるためである。

　オフィスホワイトニングは、1度の来院で最大3回繰り返し行うことが一般的である。この施術を、どの程度期間を空けて行うかに関して、明確な指標は示されていない。もちろん、短期間でオフィスホワイトニングを数回行うことが、ホワイトニング効果を向上させると考えられる。オフィスホワイトニングを行う間隔を2日間と5日間とすることで比較した臨床研究では、両者に差はなかったと報告されている[1]。一般的には、オフィスホワイトニングの施術は7〜10日間の間隔で行われている。

　オフィスホワイトニングを行う際に、ホワイトニング材の塗布を45分継続して

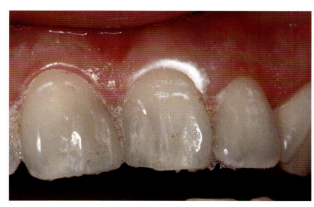

図❶ オフィスホワイトニングにおいては、その効果を求めることも重要ではあるが、周囲軟組織の保護に関しては、細心の注意を払う必要がある。そのことが、トータルとしたホワイトニング効果の獲得に繋がるといえる

　行う条件と、15分を3回に分けて行う条件で比較した結果、後者においてホワイトニング効果が高く、知覚過敏も少なかったと報告されている[2]。これには、ホワイトニング材中の過酸化水素の浸透性とともに、ラジカルの発生量の多寡、あるいはホワイトニング材のpHの変化が関連しているものと考えられる。

　ホワイトニング効果に関しては、オフィスホワイトニングとホームホワイトニングにおいて有意差は認められず、知覚過敏の発現率に関しても差はないとされている[3]。また、デュアルホワイトニングとオフィスホワイトニング単独とを比較すると、デュアルホワイトニングで効果が高いことが報告されている[4]。

　このように、オフィスホワイトニングに関しては、施術の確実性もさながら、デュアルホワイトニングによってその効果が向上するため、積極的にこれを取り入れることを推奨するところである。

　一方、オフィスホワイトニングにおいては、その効果も重要であるが、軟組織に対する安全性を確保することも不可欠である（図1）。

【参考文献】

1）de Paula EA, et al: In-office bleaching with a two- and seven-day intervals between clinical sessions: A randomized clinical trial on tooth sensitivity. J Dent, 43（4）: 424-429, 2015.
2）Rezende M, et al: Clinical effects of prolonged application time of an in-office bleaching gel. Oper Dent, 36（6）: 590-596, 2011.
3）Rezende M, et al: Combined bleaching technique using low and high hydrogen peroxide in-office bleaching gel. Oper Dent, 41（4）: 388-396, 2016.
4）Faus-Matoses V, et al: Bleaching in vital teeth: Combined treatment vs in-office treatment. J Clin Exp Dent, 11（8）: e754-e758, 2019.

オフィスホワイトニングにおける光線照射の効果は?

光線照射においては、光の波長が大きく影響する。最近では、照射を行わないオフィスホワイトニングが主流となっている。

　オフィスホワイトニングでは、ホワイトニング効果の向上を目的として、光線照射が指示されている。化学反応という観点からは、紫外線の照射によって過酸化水素の分解が促進される。また、可視光応答型光触媒である酸化チタンを含有する製品では、適切な波長の光線が照射されることで電子が励起し、この電子が他の分子に結合してこれを還元し、電子が励起されて正電荷をもった正孔が分子から電子を奪って酸化作用を示す（図1）。

　一方、系統的レビューでは、過酸化水素の濃度にかかわらず、光線照射の有無はホワイトニング効果に影響がないことが示されている[1]。また、光線照射は、オフィスホワイトニングの効果に影響を及ぼさなかったものの、知覚過敏の程度は光線照射を行うことで強くなったとの報告もある[2]。

　過酸化水素自体は、数分間で歯質に浸透・拡散するために、光線照射の効果が出現しにくいものと考えられている。また、光線照射を指示する製品においては、ホワイトニング材の塗布時間が照射を指示していない製品よりも短時間であるが、発熱の影響が知覚過敏と関連するものと考えられる。

　オフィスホワイトニングにおける光線照射に関しては、紫外線領域の光線の効果によるラジカル発生の上昇と考えるべきである。

　2-5「オフィスホワイトニング製品の種類と特徴」（P.54-59）でも触れたとおり、

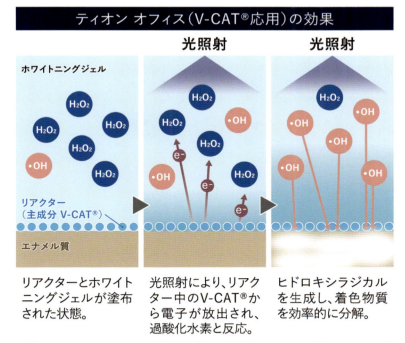

図❶　可視光応答型光触媒（V-CAT）は光照射を受けると多量の電子を放出する。電子は過酸化水素と反応し、着色物質を分解する活性酸素（ヒドロキシラジカル）を多量に発生させ、ホワイトニング効果を発揮する（ジーシーホームページ［https://www.gcdental.co.jp/tion/product/］より転載）

　光触媒を含有しているホワイトニング材に関しては、その効果が照射する光線の波長域に影響を受けるので、メーカーの指示する照射器で適切な光強度として用いる必要がある。いずれにしても、オフィスホワイトニング材の理想的な濃度や組成については、今後の検討が待たれるところである。

【参考文献】

1）Maran BM: In-office dental bleaching with light vs. without light: A systematic review and meta-analysis. J Dent, 70: 1-13, 2018.
2）Souto Maior JR, et al: Effectiveness of light sources on in-office dental bleaching: A systematic review and meta-analyses. Oper Dent, 44（3）: e105-e117, 2019.

ホワイトニング効果が得られにくい症例とは？

ホワイトニングを行うにあたっては、変色の原因を見極めることが大切であり、これによってホワイトニング効果の獲得状況を把握できる。

　生活歯のホワイトニングは、変色したすべての症例に適用可能ではなく、症例の選択が必要となる。それを理解するためにも、歯の変色の原因を知ることが重要である[1]。
　外因性の変色としては、
①う蝕
②金属イオンの浸透
③飲食物の色素の付着
④タバコのヤニの付着
⑤過度な洗口剤の使用
⑥付着物質のメイラード反応
などが挙げられる。
　これらのうち、う蝕はエナメル質における初期のもの以外、切削とともに修復処置が必要となる。また、金属イオンによる歯の変色は、ホワイトニングの適用外であり、変色した部分の削除が必要となる。
　歯の表面への着色物は、機械的清掃などを行うことで除去するが、本来は日常のブラッシングでこれを防止可能である。また、洗口剤のうちでも、グルコン酸

クロルヘキシジンの長期使用によって、着色が生じることも報告されている[2]。

　内因性の変色としては、

①加齢による黄変

②遺伝性疾患：ポルフィリン症、形成不全、低フォスファターゼ症

③代謝異常：体質性黄疸（ビリルビン代謝異常症）、副甲状腺（上皮小体）機能亢進症

④テトラサイクリン変色歯

⑤歯髄壊死、失活あるいは内部吸収

などが挙げられる。

　ホワイトニングの適応としては、加齢やテトラサイクリン、遺伝性疾患あるいは代謝異常による軽度の変色などが挙げられる。しかし、これらすべての変色に対してホワイトニングが有効に作用するものではなく、ホワイトニング効果の限界を理解することが大切となる。

　とくに、バンディング（横縞）が著しい重度のテトラサイクリング歯や、暗紫色あるいは暗青色などの極端な変色に対しては、ホワイトニング効果が得られにくいことを理解し、症例を選択すべきである[3]。

【参考文献】

1）Kahler B: Present status and future directions - Managing discoloured teeth. Int Endod J, 55(Suppl 4): 922-950, 2022.

2）Supranoto SC, et al: The effect of chlorhexidine dentifrice or gel versus chlorhexidine mouthwash on plaque, gingivitis, bleeding and tooth discoloration: A systematic review. Int J Dent Hyg, 13(2): 83-92, 2015.

3）Amer M: Intracoronal tooth bleaching - A review and treatment guidelines. Aust Dent J, 68 Suppl 1: S141-S152, 2023.

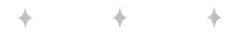

Q10

フッ化物の応用は
ホワイトニング効果を減弱させる?

A10

フッ化物の応用は、ホワイトニングの効果には影響を及ぼさないことが判明している。知覚過敏抑制のためにも、積極的な使用が望まれる。

　生活歯のホワイトニングを行う際には、副作用である知覚過敏の発症を予防するためにも、フッ化物を積極的に応用することが推奨される。米国などでは、フッ化ナトリウムとシュウ酸カリウムを添加したホワイトニング材が一般的である。これらを含有していないホワイトニング材を使わざるを得ない場合では、3％硝酸カリウムとともに0.25％フッ化ナトリウムを含有した知覚過敏抑制材（ウルトライーズ：Ultradent Japan）の併用が推奨される[1]。

　また、フッ化ナトリウム5％（22,600ppm）を含むフッ素バーニッシュ（エナメラスト：Ultradent Japan）の使用も、フッ化物を歯面に停滞させて知覚過敏を抑制する効果が期待できる。

　なお、フッ化ナトリウムを含有したオフィスホワイトニング材のホワイトニング効果について検討した報告がある[2]。これによれば、フッ化物を含有したホワイトニング材は、その効果を減弱させることなく、さらに歯質の脱灰あるいは表面粗さを抑制する効果が認められたとしている。

　フッ化物の応用が歯質の再石灰化に効果的であることは、よく知られている。その作用機序は、濃度にかかわらず、最終的にはフルオロアパタイトが形成され、酸に対する溶解度を低下させることと説明されている。さらに、低濃度のフッ

化物がイオンとして作用することが重要であり、歯の表面あるいは結晶周囲には、低濃度のフッ化物イオンが吸着してコーティングし、これによって酸が歯の表面や結晶内部を侵襲するのを防護すると考えられている[3]。

　高濃度のフッ化物応用では、歯質との反応生成物として、フッ化カルシウム様物質が形成される。このフッ化カルシウム様物質は、低いpH環境下ではCa^{2+}やF^{-}の供給源となる。

　患者が行うブラッシングにおいても、フッ化物が含有され、知覚過敏抑制効果を有した歯磨剤を推奨すべきである。また、必要に応じて行われるPMTCの際にも、フッ化物配合ペーストを選択し、歯質の強化を図ることが勧められる。

【参考文献】

1) Martins LM: Clinical effects of desensitizing prefilled disposable trays in in-office bleaching: A randomized single-blind clinical trial. Oper Dent, 45 (1) : e1-e10, 2020.
2) Gruba AS, et al: Influence of bleaching gels formulated with nano-sized sodium trimetaphosphate and fluoride on the physicochemical, mechanical, and morphological properties of dental enamel. J Dent, 139: 104743, 2023.
3) Featherstone JD: Prevention and reversal of dental caries: Role of low level fluoride. Community Dent Oral Epidemiol, 27 (1) : 31-40, 1999.

Q11

ホワイトニング中に飲食物の制限は必要か？

A11

ホワイトニング材の添付文書には飲食物の制限が記載されているが、臨床研究ではさほど影響がないことが示されている。

　ホワイトニング材の添付文書では、使用上の注意項目として「適切な漂白効果を得るため、漂白処置後24時間以内は、色の濃い飲食物（コーヒー、カレー、赤ワインなど）あるいは酸性度の高い飲食物（炭酸飲料など）の摂取および喫煙は避けるように指導すること」と記載されている。これは、実験室における研究によって得られた、ホワイトニング材の pH が低い場合では歯質表面が粗造化し、飲食物の色素が付着しやすくなるという知見が背景としてある[1]。

　ホワイトニング効果に関する臨床試験を分析することで、ホワイトニング中の有色飲食物がホワイトニング効果に影響を及ぼすかについて検討した報告がある[2]。それによれば、ホワイトニング中のコーヒーや紅茶、赤ワインなどの摂取は、ホワイトニング効果に影響を及ぼさなかった。さらに、日頃からコーヒーや紅茶を多く飲んでいる患者においては、ホワイトニング効果に極めて弱い正の相関しか認められなかったとしている。

　エナメル質試片を口腔内に装着するという実験系で、35％過酸化水素のホワイトニング後に、コーヒー液に試片を繰り返し浸漬し、歯質への着色を評価した報告がある[3]。その結果、コーヒー液への浸漬はホワイトニング効果に影響を及ぼさず、エナメル質からの無機質の溶出は、唾液に接触することで回復すると判明した。すなわち、ホワイトニング材の作用によってエナメル質表面が影響を受

けたとしても、唾液の再石灰化作用によってすみやかにこれが回復することから、飲食物による着色の影響を受けなかったものと考えられる。

一方、ホワイトニング効果が得られる時間に関しては、コーヒーや赤ワインを摂取する患者では遅延する傾向が認められたとの報告もある[4]。

以上のように、ホワイトニング中の食事制限に関しては、患者に対して強く指導する必要はないものと考えられる。ただし、外因性着色物に関しての説明は必要であり、とくに酸性飲食物に関しては、その影響を理解してもらう必要はある。ちなみに、喫煙がホワイトニング効果に及ぼす影響も認められなかったとの報告もある[5]。

そもそも、ホワイトニング中に食事制限を行うということは、「白い歯を得るためには食事を我慢しなさい」と患者に指示しているともいえる。白い歯への憧れはあるものの、毎日の食事や嗜好品という楽しみを奪われることになる。そこまで苦労して白い歯を得られたという喜びもあるのかもしれないが、これが充足した毎日を送ることにどれだけ貢献するのかについては、個人差が大きいものと思われる。

逆に、ホワイトニングを行っている期間は食事に対して極端な制限を指示するのではなく、食後のすみやかなブラッシングなどの口腔清掃を指示することのほうが重要であると考えられる。それにより、楽しくホワイトニング治療を継続できることにも繋がるとともに、人生を豊かにするものとなるはずである。

【参考文献】

1）Attia ML, et al: The effect of coffee solution on tooth color during home bleaching applications. Am J Dent, 22（3）: 175-179, 2009.

2）Matis BA, et al: White diet: is it necessary during tooth whitening?. Oper Dent, 40（3）: 235-240, 2015.

3）Mori AA, et al: Susceptibility to coffee staining during enamel remineralization following the in-office bleaching technique: an in situ assessment. J Esthet Restor Dent, 28 Suppl 1: S23-S31, 2016.

4）Nogueira JS, et al: Does consumption of staining drinks compromise the result of tooth whitening?. J Clin Exp Dent, 11（11）: e1012-e1017, 2019.

5）Takeuchi EV, et al: Influence of smoking on the effectiveness of tooth whitening: A systematic review. Clin Oral Investig, 27（1）: 69-78, 2023.

Q12

酸性飲食物との関連は?

A12

飲食物のなかでも酸性に傾いているものに関しては、注意が必要である。患者への聴き取りは欠かせないものとなる。

　ホワイトニング後に歯質を酸性飲食物に浸漬させると、歯の硬さが低下するとともに粗造化することが報告されている[1]。また、ホワイトニングを20分間、5日間行うことで、エナメル質の硬さが低下したという報告もある[2]。ホワイトニングによるエナメル質の硬さの低下については、低いpHの影響が大きく、これはホワイトニング処置に限らず、酸性飲食物によって生じる歯の表面の変化と捉えられる。

　酸性飲食物に偏った食事を続けると、歯質の酸蝕が進行し、やがて病的な状況にまで進行してしまうことがあり、これを酸蝕歯と呼んでいる。その要因としては、清涼飲料水などの酸性飲食物（**図1**）の過剰摂取以外にも、胃食道逆流症あるいは摂食障害なども酸蝕歯の進行に繋がる。

　ホワイトニング処置後には、通常の歯質と同様に、過度に偏った酸性飲食物の摂取の影響を受ける可能性がある。患者には、どのような食事の傾向にあるのか、その嗜好についてもよく聴き取りをする必要がある。

　一方、食事に関しては、患者本人の嗜好とともに、健康のために続けているという習慣的なものも影響因子となる。ホワイトニングの効果を獲得することのみに注視せず、患者の背景を理解することを重視すべきであろう。

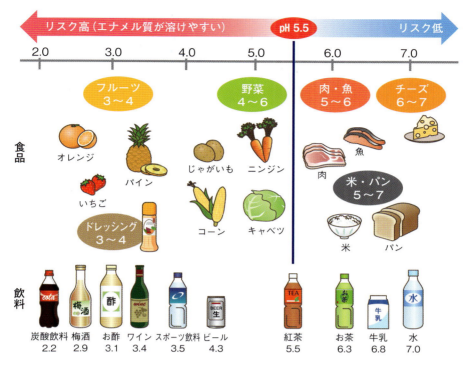

図❶　日常摂取している飲食物のpHはさまざまであり、柑橘類あるいは炭酸飲料水などは、比較的これが低い傾向にある（参考文献[3]より引用改変）

【参考文献】

1）Pinelli MD, et al: Chemical composition and roughness of enamel and composite after bleaching, acidic beverages and toothbrushing. J Clin Exp Dent, 11（12）: e1175-e1180, 2019.
2）Ren YF, et al: Effects of tooth whitening and orange juice on surface properties of dental enamel. J Dent, 37（6）: 424-431, 2009.
3）田上順次（監），北迫勇一：飲食物で歯が溶ける？！ 酸蝕から歯を守ろう！．クインテッセンス出版，東京，2016.

Q13

知覚過敏を抑制する歯磨剤の使用は効果がある?

A13

ホワイトニング治療の期間を含めて、硝酸カリウムと高い濃度のフッ化物を含有した歯磨剤の使用が推奨される。

　知覚過敏を抑制するための治療法としては、

①簡便な操作性

②即効性

③効果の持続性

④審美性

などが望まれる。もちろん、歯髄刺激性はあってはならず、できれば快適な処置であるに越したことはない。

　知覚過敏を抑制する方法は、知覚の鈍麻、凝固による細管封鎖、析出物による細管封鎖および物理的表面被覆に分類される（**図1**）。

　知覚過敏用歯磨剤は、象牙質知覚過敏を予防するとともに、生活歯のホワイトニングに伴って生じる過敏状態を軽減させるものとして、最も一般的に使用されている[1]。

　歯磨類と称される製品は購入が容易であり、日常の生活に溶け込んでいる。歯磨類は、歯ブラシを併用する歯磨剤と歯ブラシを併用しない洗口液に分類される。歯ブラシを併用する歯磨剤は、さらにペースト状の「練」、流動性のある低粘性の「液状」、水とほぼ同じ粘性の「液体」、湿り気のある粉状の「潤製」および粉体状の「粉」の剤型に分類される。歯磨剤の成分は、清掃剤や発泡剤などの基

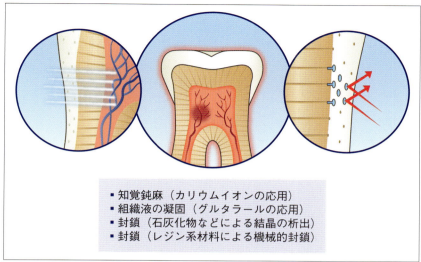

図❶　知覚過敏を予防するための臨床的手法としては、知覚の鈍麻とともに象牙細管内への析出物形成とそれによる封鎖効果が第一選択となる（Haleonホームページ［https://www.hagashimiru.jp/products/sensitivity-platinum-night.html］より引用改変）

本成分と、効能効果を発揮する薬効成分とに分けられる。

　知覚過敏抑制に対する薬用成分として、硝酸カリウム、フッ化ナトリウム、ルピリジニウムフッ化ナトリウム、乳酸アルミニウムあるいはモノフルオロリン酸ナトリウムなどが配合されている。シュウ酸カリウムの知覚鈍麻作用[2]、フッ化物によるリン酸カルシウムの析出、あるいは乳酸アルミニウムによる水に難溶性のコロイド性化合物の形成などによって、知覚過敏を抑制するとされている。これらの有効成分の作用を理解し、適切な歯磨剤を患者に推奨することが大切である。

【参考文献】

1) Cabral AEA, et al: Effectiveness of desensitizing toothpastes in reducing tooth sensitivity after tooth bleaching: A systematic review. Clin Oral Investig, 28(8): 457, 2024.
2) Sugawara S, et al: Potassium nitrate suppresses hyperactivities of Vc neurons of the model with dentin hypersensitivity. J Oral Biosci, 66(1): 196-204, 2024.

Q14

知覚過敏の予防への
鎮痛剤の服用は?

A14

ホワイトニング治療に伴って生じる知覚過敏に関しても、その機序が次第にあきらかになってきており、対処法も変化している。

　歯で生じる痛みに関しては、"生理的な痛み（侵害受容性）"と"炎症性の痛み"とに分けて考える必要がある（**表1**）。

　生理的な痛みとは、組織損傷を引き起こす可能性のある刺激によって侵害受容器が興奮し、$A\delta$線維あるいはC線維を介して痛み情報が伝達するものである。一方、炎症性の痛みは、侵害受容器を介するとともに、炎症に起因する内因性の刺激によって生じる侵害受容性痛である。

　また、この痛みは組織破壊が生じたために、炎症部位で産生されるブラジキニン、ATPあるいはプロトンなどの発痛物質や、プロスタグランジンなどの感作物質によって惹き起こされることを特徴としている。

　生活歯のホワイトニングに際して、鎮痛剤を服用することの効果に関する系統的レビューによれば、非ステロイド性抗炎症薬であるNSAIDsあるいは解熱鎮痛薬などの服薬は、プラセボと比較してもその効果は認められなかった[1]。

表❶　生理的な痛みと炎症性の痛みの違い

生理的な痛み	組織損傷やそれを引き起こす可能性のある侵害刺激によって侵害受容器が興奮、あるいは血管や臓器の拡張または収縮に伴って神経線維が変形することによって生じる痛み
炎症性の痛み	生理的な痛みではないが、侵害受容器を介した侵害受容性疼痛。これは、組織破壊の結果、炎症部位で産生される内因性発痛物質や発痛増強物質によって引き起こされ、自発痛が発生する

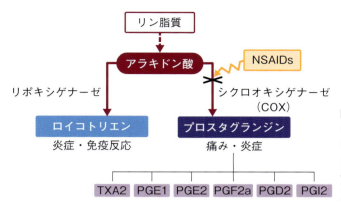

図❶ NSAIDsは、酵素であるシクロオキシゲナーゼ（COX）の作用を阻害することで、炎症による痛みや熱の原因物質であるプロスタグランジン（PG）の生成を阻害することで効果を発揮する

　NSAIDsの作用機序は、アラキドン酸からプロスタグランジンを合成する過程で作用する酵素である、シクロオキシゲナーゼ（COX）を抑制することにあり、これによって鎮痛および消炎効果を発揮するものである（図1）。

　NSAIDs服薬がホワイトニングにおける知覚過敏に奏効しなかった理由として、
①口腔内からの服用によって歯髄組織に達する濃度が低くなった
②歯髄組織という特殊な部位の炎症部位にまで効果が及ばなかった
③ホワイトニングに伴う知覚過敏の機序が炎症に起因するものではない
などが考えられる。

　非選択的カチオンチャネルであるTRPA1（Transient Receptor Potential Ankyrin 1）は、化学的刺激、内因性炎症メディエーターあるいは温度を含めた物理刺激によって活性化される、侵害受容作用をもつ多様な刺激に対して反応するポリモーダルセンサーとして機能している[2]。

　象牙芽細胞に存在するこのチャネルは、過酸化水素から生じるラジカルを感知する可能性が考えられている。ホームホワイトニングに伴う知覚過敏の発症を、TRPA1チャネルと関連付けて考えると、NSAIDsがその症状の改善に有効でなかったことが理解できる。

【参考文献】
1）Carregosa Santana ML, Effect of anti-inflammatory and analgesic drugs for the prevention of bleaching-induced tooth sensitivity: A systematic review and meta-analysis. J Am Dent Assoc, 150(10): 818-829. e4, 2019.
2）Paulsen CE, et al: Structure of the TRPA1 ion channel suggests regulatory mechanisms. Nature, 520(7548): 511-517, 2015.

Q15

ホワイトニング効果はどの程度持続する?

A15

ホワイトニング効果の持続については、患者の生活習慣あるいは食習慣とともに、患者自身の美意識が大きく影響する。

　いったん獲得されたホワイトニング効果の持続期間に関しては、臨床報告によって大きな違いが認められ、短いもので6ヵ月、長いもので2〜3年と報告されている。

　ホームホワイトニングの効果を10〜17年間にわたって調査した結果では、その満足度を平均すると12.3年間継続すると報告している[1]。

　歯の白さに関しては、これを認識する個人の認識の違いが大きく影響するものと考えられる。したがって、患者への十分な説明と目標の設定が重要となり、最終的なホワイトニングの到達ポイントが、ホワイトニング効果の持続期間にも影響を及ぼしているものと考えられる。

　患者が歯が白くなったと感じることと、その効果が薄れてきたのではないかと思い始める基準は、極めて主観的なものとなる。そのため、術者による術前の口腔内写真による評価と、視感比色法や測色系を用いた記録は重要である。これらの記録は、色調変化に対する客観的な根拠となるからである。

　歯の色調の感じ方には、対比効果として色相、彩度および明度対比などの因子が影響を及ぼす。色の対比効果とは、色が他の色の影響によって異なるものと見える現象で、このうち「同時対比」とは、2種類以上の色を同時に見たときに生じるものである。

たとえば、黄色味を帯びた歯が赤色を帯びた歯肉に隣接すると、歯がさらに黄色味を帯びて見えるが、これを「色相対比」という。また、ホワイトニングによって明度が上昇した歯の中で、その一部で明度が低下すると、これが強調される現象を「明度対比」という。

いずれにしても、ホワイトニング効果の判定にあたっては、比較する周囲の色相、彩度あるいは明度の影響を受けることも十分に考慮して判定する必要がある。

さらに、患者自身がホワイトニングされた歯の変化をどのように認識しているかも重要な因子となる。すなわち、白い歯を獲得できたことに満足し、そのイメージを持続する患者もいれば、より白い歯を得るための努力を継続したいと切に願う患者もいる。両者では、おのずとホワイトニングに対する期待が異なるだろう。

人間の眼では、明度が高い歯の黄色味の変化については、比較的その認識が困難であるとされている。しかし、心理的な影響は、色の認識に少なからず影響する。記憶の色、すなわち自分の歯が白かった状態を思い描いて、ホワイトニング終了から半年程度でもタッチアップホワイトニングを希望することもある。

いずれにしても、患者本人の感じる白さは重要視すべきであり、患者の言葉をよく聴取し、共感することを大切としながらホワイトニング治療を進めるべきであろう。

【参考文献】

1）Boushell LW, et al: Nightguard vital bleaching: side effects and patient satisfaction 10 to 17 years post-treatment. J Esthet Restor Dent, 24（3）: 211-219, 2012.

Q16

色の後戻りへの対応法は?

A16

**ホームホワイトニングで対応することが多く、ユニバーサルト
レータイプのホワイトニング材の使用は、色の後戻りへの対応
に適している。**

　ホワイトニングによって白くて美しい口元を得られたとしても、そのホワイト
ニング効果は永久に続くものではない。ホワイトニング効果には後戻りがあり、
その程度に差はあるものの、避けられない事象である。しかし、後戻りが生じた
としても、ホワイトニングを行う前の色調にまで戻ることはないとされている。

　ホワイトニング後に色調の後戻りが生じる原因の一つとしては、飲食物由来の
歯の表面への着色が挙げられ、歯の表面に経時的に色素が付着することで生じる
とされている[1]。これに関しては、ホワイトニング効果を維持するためにも、ブ
ラッシングをしっかりと行うことで回避できるものと考えられる。

　ホワイトニング効果に影響を及ぼすものとしては、酸性飲食物を摂りがちな食
習慣が問題となる。酸性飲食物に対する偏食がある患者では、後戻りが生じやす
いことを伝え、適切なメインテナンス間隔を設けることで対応する。

　ホワイトニング効果の後戻りに関しては、患者自身が気づいて来院する場合も
あるが、術者としては定期的なメインテナンスを行うことでその変化を把握する
場合もある。来院した患者の口腔内を診査するとともに、生活習慣の変化がなかっ
たかどうかについてもよく聴き取りを行う。その後、必要なタッチアップホワイ
トニングを、オフィスあるいはホームホワイトニングによって行う。

タッチアップホワイトニングの術式としては、ホームホワイトニングでは2〜3日のトレー装着を行うことで、多くの症例で改善が認められる。オフィスホワイトニングにおいては、1回のみのホワイトニングセッションを行うが、確実性を担保するために、ホームホワイトニングを併用するとよい。とくに、ユニバーサルトレーを用いたホームホワイトニング材（オパールエッセンス Go：Ultradent Japan）が発売されたことから、デュアルホワイトニングの実施が容易になった。

　色の後戻りに対しては、カスタムトレーを持っているのであれば、それを使用したホームホワイトニングを行う。これがない場合には、ホワイトニング材がプレフィルドされたユニバーサルトレーを用いている、オパールエッセンス Go の使用が推奨されるところである。

　とくに後者に関しては、ホワイトニングをしたいときに、患者自身の生活習慣のなかでホワイトニングを行えるという利点がある。仕事先や旅行先でホワイトニングを行うことで、色の後戻りを改善できる点は、患者にとっても大きな自由度を有する。その結果、いつまでも白い歯を保ちたいという気持ちに寄り添うものであると考えられる。また、これによって、生活歯のホワイトニングがより身近なものとして感じられると考えられる。

【参考文献】

1 ）Nathoo SA: The chemistry and mechanisms of extrinsic and intrinsic discoloration. J Am Dent Assoc, 128 Suppl: 6S-10S, 1997.

Q17

最新のホワイトニングシステムの動向は?

A17

過酸化水素濃度が6%まで使用可能となり、知覚過敏を抑えながらホワイトニング効果が向上した製品が販売されることになった。

　新規医療器材の認可に関しては、安全性を担保するために、ハードルは比較的高いものに設定されている。薬害エイズ事件で示されたように、厳正な審査が行われ、その結果として国民に益するとされたものが認可を受けることとなる。

　ホワイトニング材においても、同様の過程で認可されるに至ったものであり、認可を得るまで惜しみなく努力されたメーカーに敬意を払うものである。

　ホームホワイトニング材に関しては、2021年7月に6%過酸化水素を主成分とした、オパールエッセンス Go（Ultradent Japan）が認可された（**図1a**）。これまでのホームホワイトニング材は10%過酸化尿素を主成分とし、過酸化水素濃度としては約3.6%であるが、その濃度が約1.7倍となったことになる。これによって、使用時間は1日最長90分となり、10日間連続して使用可能となった。

　さらに、2024年4月には、白色のジェルを特徴とした、6%過酸化水素を主成分とするティオン ホーム ウィズ（ジーシー）が認可された（**図1b**）。この製品の使用法は、カスタムトレーの装着は1日1回、標準60分を目安とし（最長90分）、処置期間は最長10日間までとしている。

　ティオン ホーム ウィズの特徴の一つとして、先行製品であるティオン ホーム プラチナと比較して、同等のホワイトニング効果を得るために必要な時間が約1/3に短縮したことが挙げられる。これは、過酸化水素濃度が上昇したことによ

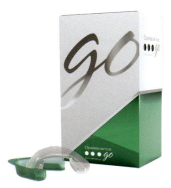
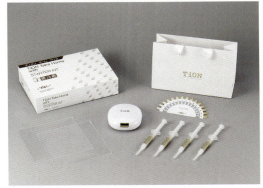

a：オパールエッセンス Go　　b：ティオン ホーム ウィズ（ジーシー）
（Ultradent Japan）

図❶　主成分として6％過酸化水素を含有した製品が発売された。これらの製品は、従来のホームホワイトニング剤と比較して、同様の効果を得るための時間が短縮されている

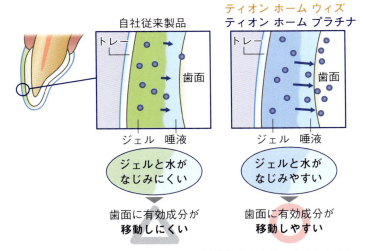

図❷　ティオン ホーム ウィズは、6％過酸化水素を含有するとともに、ジェルと水分がなじみやすい処方となっているところから、歯面への有効成分の移動が生じやすいことが特徴である（ジーシーホームページ〔https://www.gcdental.co.jp/tion/product/〕より引用改変）

る効果であるとともに、ジェルの成分が水となじみやすいところから、有効成分が歯に浸透しやすいためであるとされている（図2）。

　まだ発売されてから間もないこともあるが、ホワイトニング効果とともに知覚過敏の発現率などについては、今後の臨床研究が待たれるところである。

DENTAL DIAMOND BOOK

はじめての"歯科"インスタグラム活用術

集患・採用に結びつくSNSの教科書

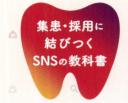

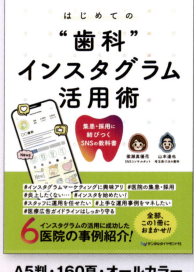

A5判・160頁・オールカラー
本体5,400円＋税

【著】梁瀬真優花（SNSコンサルタント）　山本達也（埼玉県・たきの歯科）

分析とマーケティングを意識した投稿で自院のファンを増やそう！

SNSはいまや全世代が利用し、企業・個人問わずブランディングやマーケティングの分野においても重要なツールとなっています。なかでも画像投稿に特化した「インスタグラム」は20代の利用率が高く、全世代を通して女性の利用率も高いため、歯科医院での集患や求人に応用することが可能です。本書では「インスタグラム」の特性を解説しながら、その運用にあたってのポイントやコツを伝授。6軒の歯科医院の運用例も紹介し、スタッフ配置や投稿アイデアについてのヒントを丁寧に解説しています。本業に支障なく、すきま時間で効率よく成果を出すために、また、SNSを無理なく継続的に活用するために、ぜひお読みいただきたい1冊です。

詳しい情報はこちら
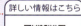

▽ Contents ▽

第1章 SNSマーケティングの本質を捉えよう
- そもそもSNSマーケティングとは
- 情報発信の目的・相手に合わせてSNSを選ぼう　他

第2章 Instagramマーケティングの戦略を立てよう
- 歯科医院でInstagramをはじめる、その前に
- 誰に届けたいのかを考えよう　●プロフィール文が医院の看板に!?　他

第3章 さらに一歩先へ。確実に成果を上げるためにできること
- インサイト分析が欠かせないワケ
- 「プロフィールに誘導」って何をしたらいいの？
- 数値目標を定めたInstagram運用が大事　他

第4章 Instagram運用実践編 集患・採用に役立てるには
- Instagramのユーザーを来院に繋げるためのポイント
- ユーザーが迷わない仕組みをつくろう　他

第5章 スタッフと協力したSNS運用を成功させるポイント
- スタッフと協力したSNS運用の前にすべきこと
- 「信頼」が成功のポイント!?　他

第6章 成功事例の紹介
- 成功事例①　たきの歯科
  Instagramでファンや仲間が増加！
- 成功事例②　かすもり・おしむら歯科
  口腔機能クリニック スタッフが自立してインスタ運用！　他

第7章 まとめ
SNS運用成功のために絶対に守るべきポイント
- 上手に、楽しく、効率よく成果に繋がる運用のヒント

付録 いますぐ使えるワークシート

デンタルダイヤモンド社

DENTAL DIAMOND BOOK

チームで成功させるホワイトニング

壁を乗り越えるポイントと臨床テクニック

[著] 須崎 明（愛知県開業）

医院に1冊！
ホワイトニングを成功に導く実践書

現在、ホワイトニングは、歯科医院はもちろんのこと、患者にもその知識は広がっています。しかし、ホワイトニングが「当たり前」になってきているなかで、実際に医院に取り入れてみたものの、うまく効果を出すことができず、逆に医院の信頼を損なうようなこともあるようです。そのため、本書では、ホワイトニングを成功に導き、患者満足や信頼を獲得するためのポイント・勘どころを楽しく、短時間で押さえられるように解説しています。さらに「ただ歯を白くするだけではない」ホワイトニングの効果についても言及しています。うまく効果が出せないという「壁」を乗り越えるため、本書が日頃の臨床の一助となり、歯科医院全体の活性化につながれば幸いです。

A4判変型・160頁・オールカラー　本体9,500円＋税

詳しい情報はこちら

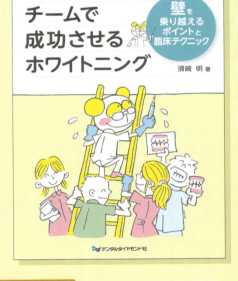

CONTENTS

Wall 01	ホワイトニングを患者にうまく勧められない
Wall 02	ホワイトニングの術前診査のポイントがわからない
Wall 03	簡単な症例の見極めができない
Wall 04	難しい症例に取り組む自信がない
Wall 05	ホームホワイトニングジェルの濃度の使い分けができない
Wall 06	失活歯の漂白がうまくいかない
Wall 07	術直後の注意点を患者にうまく伝えられない
Wall 08	ホワイトニング後のセルフケアとプロフェッショナルケアの方法がわからない
Wall 09	ホワイトニングによる知覚過敏の対応がうまくできない
Wall 10	ホワイトバンドやホワイトスポットの対応がわからない
Wall 11	ホワイトニング後のCR修復がうまくいかない
Wall 12	ホワイトニング後の補綴修復がうまくいかない

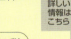

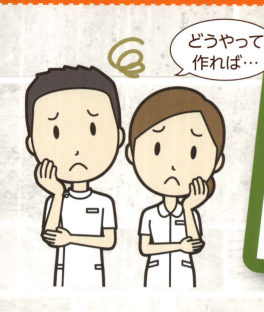

クリニックオリジナルツールラインナップ

診療科目ポスター A3サイズ
（W297×H420mm）

画像とキャッチを組合せ！貴院名も入れられます！

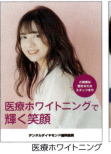
医療ホワイトニング

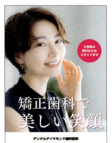
矯正歯科

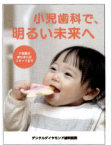
小児歯科

デザインは各科目3種類、
3つのキャッチから選べます

1種（同デザイン）3枚セット

送料込 6,900円(税抜)

スタンドポップ B5サイズ
（W182×H257mm）

小さくてもPR効果抜群のスタンドポップ
受付窓口、チェアサイド等でPR！

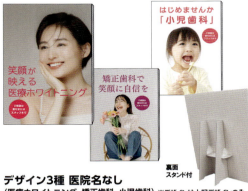

デザイン3種 医院名なし
（医療ホワイトニング、矯正歯科、小児歯科）　※デザインは上記デザインのみ

3種 各1枚
（医療ホワイトニング、矯正歯科、小児歯科）

3枚セット 送料込 4,500円(税抜)

クリニックPR リーフレット（3つ折り）

【画像と紹介文をご用意いただくだけ！】
貴院紹介のPRツールにご活用いただけます！

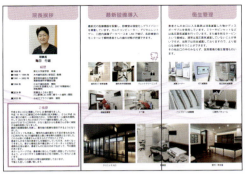

データ制作＋500部印刷

スタンダードデザイン
1式 98,000円(税抜)

クリニックPR スライドムービー

【画像と紹介文をご用意いただくだけ！】
ホームページ等に掲載して貴院を患者さんや求人に
PR、紹介できるオリジナルムービーを制作します！

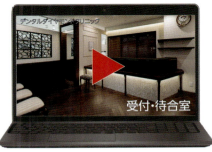

（約1分程度）

スタンダードデザイン
1式 148,000円(税抜)

詳しくは販売サイトをご覧ください！

クリニックオリジナルツール販売サイト

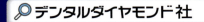

企画・製作　能登印刷株式会社
販売　デンタルダイヤモンド社
〒113-0033 東京都文京区本郷2-27-17 ICNビル3階
TEL. 03-6801-5810(代) / FAX. 03-6801-5009

●著者略歴

宮崎真至（みやざき まさし）

1987 年　日本大学歯学部卒業
1991 年　日本大学大学院修了、歯学博士
1991 年　日本大学助手（歯学部保存学教室修復学講座）
1994 年　米国インディアナ州立大学歯学部留学（2 年間）
2003 年　日本大学講師（歯学部保存学教室修復学講座）
2005 年　日本大学教授（歯学部保存学教室修復学講座）
……………………………………………………………………
日本歯科保存学会理事
日本接着歯学会理事
日本歯科審美学会理事

実践！　医療ホワイトニング塾

発 行 日──2025 年 1 月 1 日
著　　　者──宮崎真至
発 行 人──濵野 優
発 行 所──株式会社デンタルダイヤモンド社
　　　　　　〒 113-0033
　　　　　　東京都文京区本郷 2-27-17　ICN ビル 3 階
　　　　　　TEL　03-6801-5810 ㈹
　　　　　　https://www.dental-diamond.co.jp/
　　　　　　振替口座　00160-3-10768
印 刷 所──株式会社エス・ケイ・ジェイ

・ 本誌の複製権・翻訳権・上映権・譲渡権・公衆送信権（送信可能化権を含む）は㈱デンタルダイヤモンド社が保有します。
・ <JCOPY ㈳出版者著作権管理機構 委託出版物>
　 本誌の無断複写は著作権法上での例外を除き禁じられています。複写される場合は、そのつど事前に、㈳出版者著作権
管理機構（電話 03-5244-5088、FAX 03-5244-5089、e-mail : info@jcopy.or.jp）の許諾を得てください。